Carina Bauer

Wie bringe ich mein Baby zum Schlafen

Carina Bauer

Wie bringe ich mein Baby zum Schlafen

Dein Ratgeber für das erste Jahr

ISBN 978-3-200-07048-6

c/o AutorenServices.de
Birkenallee 24
36037 Fulda

Für Fragen und Anregungen:
info@baby-schlaeft-nicht.com

Cover Bild: javi_indy / Shutterstock.com
Teddybär-Grafik zu Beginn der Kapitel: Veronika Kovaleva

Satz: Kösel Media GmbH, Krugzell

Inhalt

Einleitung 11

1. Allgemeines über den Babyschlaf 13

Und, schläft dein Baby schon durch? 13

Welche gängigen Vorstellungen machen Eltern das Leben schwer? 15

Steinzeitbabys: Unser genetisches Erbe 17

Die Theorie des vierten Trimesters – Babys sind noch nicht fertig 19

Eine große Umstellung für Eltern 20

Was bedeutet »Durchschlafen« bei Babys eigentlich? 21

Wie schlafen Babys? 22

Das Wichtigste in Kürze 24

2. Jedes Baby ist einzigartig 25

Verschiedene Baby-Schlaftypen 25

Das Temperament deines Babys beeinflusst seinen Schlaf 26

Regulationsprobleme bei Babys 29

Ab wann spricht man von Schlafproblemen? 31

Müdigkeitszeichen und Babysignale richtig deuten lernen 33

Das Wichtigste in Kürze 35

3. Vorarbeit für einen guten Nachtschlaf 36
Für eine gute Schlafumgebung sorgen 36
Die richtige Bettausstattung 37
Sicher vor dem plötzlichen Kindstod 38
Ungeeignete Schlafumgebungen 41
Familienbett, Co-Schläfer oder Einzelschläfer 42
Die Entwicklung des Tag- und Nachtrhythmus
bei Neugeborenen und Säuglingen 46
Die ersten drei Lebensmonate 47
Vom vierten bis zum sechsten Lebensmonat 47
Vom sechsten bis zum neunten Lebensmonat 48
Vom zehnten bis zum zwölften Lebensmonat 48
Wie beeinflusst der Tagesablauf das Einschlafen
und den Nachtschlaf? 48
Der Einfluss des Tagschlafs bei Babys
bis zu sechs Monaten 49
Der Einfluss des Tagschlafs bei Babys
zwischen sechs und zwölf Monaten 50
Den Tagesablauf protokollieren 51
Welchen Einfluss hat das Abendessen
auf den Nachtschlaf? 52
Das Wichtigste in Kürze 54

4. Zubettgehen und Einschlafen für Anfänger und Fortgeschrittene 55
Du bist müde, aber dein Baby will noch
nicht schlafen 55
Dein Baby ist müde, kann aber nicht einschlafen 56
Individuelles Schlaffenster vs. geregelte Bettzeiten 57
Was schreien lassen bewirkt – und warum das
kein guter Tipp ist 58
Wie kannst du dein Baby beruhigen? 60
Geborgenheit, Nähe, Kuscheln 61
Begrenzen und Pucken 63

Die passende Einschlafposition ... 66
Beruhigungslaute und Singen ... 67
Tragen und Wiegen ... 67
Saugen, Stillen und Nuckeln am Fläschchen ... 68
Licht und Wärme ... 70
Manchmal auch: Rausgehen oder Autofahren ... 71
Einschlafrituale und deren Wirkung ... 72
Baden ... 73
Eincremen oder Babymassage ... 73
Kuscheln ... 75
Singen ... 76
Geschichten vorlesen oder ausdenken ... 77
Fingerspiele oder Reime ... 78
Geeignete Einschlafhelfer für Babys ... 78
Ungeeignete Einschlafhelfer und Einschlaf-Verhinderer ... 79
Unangenehme Einschlafsignale verändern oder abgewöhnen ... 81
Einschlafstillen und nächtliches Stillen oder Füttern ... 83
Stillen und Füttern nach Plan? ... 85
Das Wichtigste in Kürze ... 87

5. Schlafbedürfnisse je nach Alter ... 89
Null bis drei Monate: Schreifallen und Schlafrhythmus im Neugeborenenalter ... 89
Vier bis sechs Monate: Schlafphasen aufbauen im Säuglingsalter ... 91
Sieben bis neun Monate: Das Durchschlafen rückt näher ... 93
Zehn bis zwölf Monate: Ein- und Durchschlafen wird möglich ... 94
Das Wichtigste in Kürze ... 96

6. Gestörter Babyschlaf 97
Was kann den Babyschlaf stören? 97
Was ist ein Schub und wann kommt er? 97
Die acht Wachstumsschübe vereinfacht dargestellt 99
Zahnen oder nicht zahnen, das ist hier die Frage 102
Kindliche Ängste – was stört den Schlaf und was hilft 103
Albträume, Schlafwandeln und Nachtschreck – was tun? 105
Wenn du dein Baby nachts wecken musst 106
Wenn dich dein Baby nachts weckt 108
Gesundheitliche Beeinträchtigungen des Nachtschlafs 110
Schlafstörungen durch Geburtsblockaden 111
Koliken und Verdauungsstörungen 113
Schlafen bei Erkältungen und Krankheit 117
Reflux und Übelkeit 123
Schnarchen oder Atemaussetzer 125
Das Wichtigste in Kürze 126

7. Ein Schlafprogramm als Lösung? 128
Wer braucht ein Schlafprogramm? 128
Die Prinzipien von Schlafprogrammen 129
Pro und Contra von Schlafprogrammen 131
Das Wichtigste in Kürze 133

8. Extra für entspanntere Eltern 134
Wie mache ich mir das Leben leichter? 134
Miteinander und nicht gegeneinander arbeiten 136
Papas Rolle beim nächtlichen Babyschlaf 138
Wie kompensiere ich den Schlafmangel? 142
Wie gehe ich mit Wut und Verzweiflung um? 143

An wen kann ich mich wenden, wenn ich nicht mehr kann? 146
Das Wichtigste in Kürze 148

9. Exkurs für ein tieferes Verständnis unserer Erziehung . 149
Woher kommt meine Beziehungssprache? 149
Nationalsozialistisches Gedankengut in der Kindererziehung – wie beeinflusst es uns heute? 151
Das Wichtigste in Kürze 153

Schlusswort 154

Anmerkungen 156

Hilfsangebote 158

Literaturverzeichnis 159

Online-Quellenverzeichnis 160

Einleitung

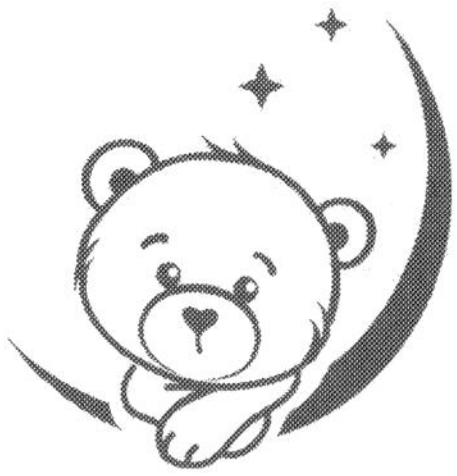

Mit der Geburt unserer Tochter kam neben viel Freude und Glück auch sie – die große Müdigkeit. Die durchwachten Nächte und langen Abende waren sehr kräftezehrend. Unentwegt suchte ich nach Lösungen für eine bessere Schlafsituation. Ich habe mich mit vielen Eltern unterhalten, die ebenfalls unter dem nervenaufreibenden Schlafentzug litten. Auch sie suchten händeringend nach Lösungsansätzen, weil ihre Welt genauso Kopf stand wie die unsere.

Wir stießen auf zahlreiche Experten und viele verschiedene Ratgeber kamen uns in die Hand. Die einen haben mehr geholfen, die anderen weniger. Aus einer Vielzahl an Methoden für einen ruhigeren Schlaf galt es, die für unser Kind passendste auszuwählen. Im Austausch mit anderen Eltern bekam man immer neue Tipps und Vorschläge, was man noch tun könnte. Und man konnte sicher sein: Was heute noch funktionierte, hatte in zwei bis drei Monaten ausgedient. Die Ratlosigkeit begann von neuem.

Die vielen Bücher und Ratgeber bieten verzweifelten Eltern mit ihren guten Ansätzen und neuen Ideen einen Hoffnungsschimmer. Manche sind gute Verkaufsschlager, andere sind echte Aufreger und einige sind in vielerlei Hinsicht wirklich hilfreich. Am Schluss kamen wir jedoch zu dem Ergebnis, dass jedes Kind anders ist. Und der Satz, an den sich Eltern klammern, stimmt genau: Es ist alles nur eine Phase. Das Wichtigste ist, das Wesen eines Babys zu ergründen und Verständnis für sein Schlafverhalten aufzubringen. So gelingt es, sich als Bezugsperson zu entspannen und dem Gerede des Umfelds mit Gelassenheit zu begegnen. Denn das ist, neben des Schlafentzugs, ein weiterer energiezehrender Faktor. Schnell sieht man sich als Rabeneltern, die nichts richtig machen können – was natürlich völliger Unsinn ist. Man gibt als Vater oder Mutter immer das Beste für sein Kind.

In diesem Buch habe ich dir die Essenz ausgewählter und erprobter Ratgeber und Experten-Meinungen zusammengefasst – gepaart mit Erfahrungen aus der Praxis. Diese Praxis beinhaltet sowohl meine eigene Erfahrung als Mutter als auch Erkenntnisse und Erfahrungen aus Gesprächen mit vielen anderen Eltern und Bezugspersonen. Ich will dir hier ein BEST-OF für Babys Schlaf zur Verfügung stellen. Meistere damit anstrengende Phasen und schone deine Nerven. Das Ziel ist nicht nur Babys erholsamer Schlaf, die Lektüre soll dir auch Zeit und Geld sparen.

1. Allgemeines über den Babyschlaf

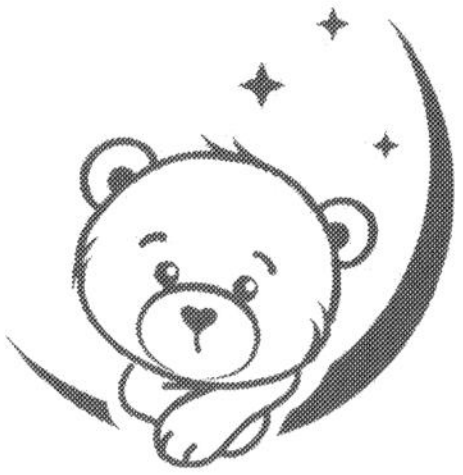

Und, schläft dein Baby schon durch?

Diese Frage ist mit Abstand die Frage, die ich in den ersten Monaten nach der Geburt meiner Tochter am häufigsten gestellt bekam. Ich hörte sie von meinen Eltern, Großeltern und von Freunden, die selbst Eltern waren. Sicher stehe ich damit nicht allein da. Ich für meinen Teil habe mich damals gewundert, warum denn diese Tatsache so wichtig ist. Gibt es denn nichts Interessanteres in dieser ersten umwälzenden Phase des Elternseins? Und je öfter ich diese Frage hörte, desto mehr wurde ich ihrer überdrüssig. Ich war genervt – teilweise sogar zornig – denn nein: Meine Tochter schlief nicht durch. Nicht nach zwei Monaten und auch nicht nach drei. Das empfand ich in vielen übermüdeten Momenten als anstrengend und fordernd. Aber erst nachdem ich zum gefühlt zigtausendsten Mal danach gefragt wurde, war ich von dieser Tatsache richtig frustriert.

Eine gute Möglichkeit, mit dieser Frustration umzugehen, ist Selbstreflexion. So habe ich versucht zu ergründen, woher denn dieser plötzliche Frust kam. Sicher belastete mich und meinen Partner die Tatsache, dass unsere Kleine schlecht einschlief, nachts des Öfteren aufwachte und dann auch viel Zuwendung brauchte, um wieder in den Schlaf zu finden. Als Eltern bekommt man selbst wenig Schlaf, taumelt durch den Alltag, ist gestresst und reizbar. Wenn dir dann noch von deinem Umfeld vermittelt wird, es sei scheinbar unnormal, wenn dein Baby nicht durchschläft, kommen die Selbstzweifel. Ich tauschte mich mit anderen Eltern aus, denen es ähnlich erging. So fühlte ich mich mit meinen Zweifeln nicht allein. Außerdem wurde mir bewusst, dass es in einer Eltern-Kind-Beziehung kein Ideal gibt, dem ich nacheifern sollte.

Erst als meine Tochter im Kleinkindalter war, konnte ich hinter der Frage mehr entdecken als einen versteckten Vorwurf. Es gab eine Situation, die mir bewusst machte, dass Äußerungen von Eltern andere manchmal vor den Kopf stoßen können. Ich war damals mit meiner Tochter bei Freunden. Sie hatten ihre eigenen Kinder vor dem Fernseher geparkt und ich setzte meinen Schatz dazu – ganz froh darüber, dass die Kinder abgelenkt waren und wir uns in Ruhe unterhalten konnten. Dabei sagte ich auch, dass ich und mein Partner stolz darauf seien, dass unser Kind so gut wie nie fernsah und wir das Thema gut im Griff hätten. Die Freunde reagierten darauf etwas pikiert und wann immer wir wieder zu Besuch waren, war der Fernseher aus.

Meine Aussage war in diesem Fall keine Kritik. Ich war nur so stolz darüber, den eigenen Schweinehund überwunden zu haben. Schließlich war ich selbst nie sehr diszipliniert, wenn es um Süßes oder Fernsehen ging. Leider wurden diese Aussagen von meiner Umwelt jedoch völlig anders interpretiert. Eltern wollen immer stolz auf ihr Kind sein: Wenn es zum Beispiel mit 14 Monaten schon die ersten Sätze spricht oder wagemutig auf dem Spielplatz klettert. In den ersten sechs Monaten nach der Geburt machen Babys eine Entwicklung durch, die sich der Außenwelt nicht so stark vermittelt. Es sind eher innere Prozesse. Da sind Eltern dann stolz darüber, dass ihr Baby zum Beispiel wenig schreit oder schnell in den Schlaf findet. Sie sprechen darüber oder fragen andere Eltern, wie es denn bei ihnen sei. Vielleicht geben sie auch gute Ratschläge. Das ist weder Überheblichkeit noch Kritik. Es ist ganz natürlicher Elternstolz.

Auch von den eigenen Eltern oder Großeltern ist die Frage nach dem Durchschlafen nicht zwingend ein Test, ob man denn als Mutter oder Vater sein Kind im Griff hat. Oft ist es bei den älteren Generationen noch so, dass wenig über Gefühle gesprochen wird. Es stehen eher praktische Dinge im Vordergrund. »Und, schläft das Baby schon durch?« kann also auch heißen: Wie geht es euch als frisch gebackenen Eltern? Kommt ihr gut klar? Ist alles in Ordnung? Als mir bewusst wurde, dass hinter der Frage nicht zwingend ein Vorwurf steckt, war ich letztendlich mit mir selbst und den Fragestellern ausgesöhnt. Und selbst wenn die Umwelt denkt, dass du falsch mit deinem Baby umgehst, solltest du dich davon nicht verunsichern lassen. Letzten Endes spürst du am besten, was dein Kind braucht und wie du es ihm geben kannst.

Welche gängigen Vorstellungen machen Eltern das Leben schwer?

Unsere Reaktion auf die Frage, ob unser Baby schon durchschlafe, machte mir und meinem Partner folgendes bewusst: Wir hatten an uns selbst und an unser Baby den Anspruch, dass alles harmonisch ablaufen sollte. Dass wir als Eltern nach einer stressigen Phase der Eingewöhnung einen gemeinsamen Weg finden würden, das Elternsein in jeder Situation souverän zu meistern. Leider ist das eine Illusion, die einem oft durch die eigenen Eltern oder die Medien vermittelt wird. So begann ich, mich selbst und das Verhalten meines Kindes in Frage zu stellen. Ich kam mir machtlos vor und den Launen meiner Tochter ausgeliefert. Wenn ich sie zum Einschlafen auf dem Arm trug, warf sie oft wütend ihren Schnuller von sich, nur um ihn dann laut weinend wieder einzufordern. Aber waren das wirklich Launen? War das Frust, den sie auf mir abladen wollte? Hatte sie einfach keine Lust, einzuschlafen und wollte testen, wie weit sie gehen konnte?

Leider ist es eine gängige Vorstellung, dass Kinder vom Zeitpunkt ihrer Geburt an nur eines im Kopf haben: Ihre Grenzen austesten und ihren Willen durchsetzen. Die Aufgabe der Eltern sei es deshalb, dem entgegen zu treten und die eigene Machtposition zu festigen. Bezogen auf die Schlafsituation hieße das folglich, dass das Kind unter allen Umständen damit klarkommen muss, allein zu schlafen. Körperliche Zuwendung wird entsprechend versagt. Schließlich müsse man verhindern, dass aus den Kindern kleine Tyrannen werden. Eltern, deren Kinder sich entgegen der allgemeinen Erwartungen verhalten, sehen sich schnell an den Pranger gestellt. Sie fühlen sich von ihrem Umfeld belächelt oder kritisiert.

Sicher ist es sinnvoll, seinem Kind Grenzen aufzuzeigen und sie durchzusetzen. Ein Kleinkind muss notgedrungen akzeptieren, dass Mama nicht die Sonne an den Himmel hängen kann, wenn es an einem verregneten Tag Lust auf den Spielplatz bekommt. Genauso muss es damit klarkommen, dass es kein zweites oder drittes Schokobärchen naschen darf. Manchmal muss man Kinder vor sich selbst und ihrem oft grenzenlosen Drang beschützen. Sicher sollen sie lernen, dass es in der Gesellschaft Regeln gibt und sie nicht alles haben können, nur weil sie es wollen. Besonders zwischen dem zweiten und vierten Lebensjahr machen Kinder notgedrungen die Erfahrung, dass sie nicht alles und jeden mit ihrem Willen beeinflussen können. Sie tragen während dieser Zeit viele Konflikte mit den Eltern und mit sich selbst aus.

Ein Baby jedoch, das gerade einmal gelernt hat, sich auf den Bauch zu drehen oder die ersten Schritte zu tapsen, ist ja erst im Begriff, ein Bewusstsein zu entwickeln. Vom eigenen, bewussten Willen ist es noch weit entfernt. In den ersten Monaten nach der Geburt kann es noch gar nicht richtig zwischen seinem eigenen Selbst und seiner Umgebung unterscheiden. Sich einzufordern, was es braucht, ist seine einzige Möglichkeit, seine Bedürfnisse zu befriedigen. Mit einem Kind in dieser Entwicklungsphase Machtkämpfe auszufechten erscheint mir unlogisch.

Eine weitere Sorge besteht darin, dass die Kinder verhätschelt werden und sich später im Leben nicht zurechtfinden. Schließlich werden Mama und Papa ja nicht immer da sein, um sie zu trösten oder in den Schlaf zu wiegen. Das Leben sei kein Ponyhof. Je früher man das Kind mit der harten Realität vertraut mache, desto besser. Aber ist es ein Verhätscheln, dem Grundbedürfnis seines Babys nachzukommen? Ihm Nähe und Zuwendung zu schenken? Wie können wir erwarten, dass unser Kind lernt, seine Bedürfnisse zu erkennen und sie einzufordern, wenn wir diese selbst in Frage stellen?

Anstatt unser Baby im ersten Lebensjahr erziehen zu wollen, sahen wir uns als Eltern eher in einer unterstützenden Rolle. Wir waren die Begleiter auf seinen ersten wackeligen »Schritten« in einer fremden Welt. Doch es hat eine Weile gedauert, zu dieser Erkenntnis zu gelangen. Die Schlafsituation mit unserer Kleinen war sehr aufreibend und anstrengend. Schnell kamen Schuldfragen auf. Wollte sie uns manipulieren? Wehrte sich gegen uns? Warum warf sie ihren Schnuller weg, wenn sie ihn doch eigentlich zum Einschlafen brauchte? Machten wir etwas falsch? Gingen wir nicht genug auf sie ein oder ließen wir uns zu viel gefallen? Taugten wir überhaupt als Eltern?

Dass solch drastische Gedanken auftauchen, ist in besonders stressigen Situationen völlig normal. Und wir standen damit auch nicht allein da. Als ich mich mit anderen Eltern und Experten austauschte, wurde mir folgendes klar: Die Suche nach einem Schuldigen ist unproduktiv und wird erfolglos bleiben. Wir können uns nur fragen, ob wir unserem Kind die idealen Bedingungen bieten. Manchmal lässt sich daran etwas verbessern. Aber das Kind oder sich selbst in Frage zu stellen, bringt niemanden weiter. Einige Dinge muss man schlichtweg akzeptieren, wie sie sind. Und schwere Zeiten werden leichter, wenn man sie gemeinsam durchsteht. Die Entwicklung eines Kindes ist ein dynamischer Prozess. In ein paar Tagen oder Wochen können sich bestimmte Situationen bereits vollkommen verändern. Es wird immer schwierige Zeiten geben, aber auch unkomplizierte und wunderschöne. Ich habe für mich beschlossen, mich darauf zu konzentrieren.

Steinzeitbabys: Unser genetisches Erbe

Wir sollten uns durch Babyphone, Nachtlicht und ergonomisch geformte Matratze nicht täuschen lassen: Egal wie modern die Schlafumgebung eingerichtet ist, unsere Babys sind Steinzeitbabys. Wer dabei einen grunzenden Säugling im Kopf hat, der seine Rassel wie eine Keule schwingt, den kann ich beruhigen. Was unsere Kleinsten aus der Steinzeit mitgebracht haben, sind Urinstinkte und essentielle Bedürfnisse. Die Evolution ist ein Wunderwerk der Natur, aber auch nicht die Schnellste. Unsere Babys unterscheiden sich kaum von den Babys, die vor 30 000 Jahren in ein Bärenfell gewickelt wurden.

Wenn ein Kind auf die Welt kommt, ist es gerade so weit entwickelt, dass es ohne den schützenden Mutterleib überleben kann. Vor allem das Gehirn ist bei weitem noch nicht ausgereift. Allein in den ersten drei Monaten nach der Geburt wächst es um rund 20 Prozent. Es wird gesteuert von primitiven Instinkten, die in der gefährlichen prähistorischen Welt überlebenswichtig waren. Dazu gehört zum Beispiel, sich durch sein Verhalten der Zuneigung der Eltern und anderer Mitglieder der Horde zu versichern (das sogenannte »Kindchenschema«, das auch die kindlichen Körpermerkmale beinhaltet). Genauso wichtig ist der Urinstinkt, sich Nahrung einzufordern oder lautstark darauf aufmerksam zu machen, dass etwas nicht stimmt oder schmerzt. Auch ein leichter Schlaf war zu Urzeiten von Vorteil, um bei Bedrohungssituationen sofort in Alarmbereitschaft zu sein. Der Säugling musste sich des Schutzes seiner Bezugspersonen vergewissern. Dabei spielte körperliche Nähe eine große Rolle. Dieses Verhalten wird als Bindungsverhalten bezeichnet und ist völlig natürlich.

Damals wie heute wird es von einem Baby als überlebenswichtig empfunden, die Eltern nah bei sich zu wissen, den Körper der Mutter zu spüren oder die Stimme des Vaters zu hören. Unter diesem Gesichtspunkt verwundert es wenig, dass manche Säuglinge schreien, als ob es um ihr Leben ginge, wenn sie nachts allein in der Dunkelheit wach werden. Im Prinzip sind Babys also darauf programmiert, in der Welt zu überleben.

Die Theorie des vierten Trimesters – Babys sind noch nicht fertig

Die meisten Säugetiere kommen schon so weit entwickelt auf die Welt, dass sie eigenständig laufen und ihre Umgebung erkunden können. Bei Menschenbabys ist das anders. Das Gehirn des Menschen ist extrem weit entwickelt. Das ist unser größtes biologisches Kapital und sichert unseren Babys das Überleben. Leider ist der Preis dafür, dass der Kopf eines Säuglings verhältnismäßig groß ist. Mit neun Monaten ist das maximale Wachstumsstadium erreicht, in dem er den Geburtskanal gefahrlos passieren kann. Nicht umsonst werden Ärzte und Hebammen nervös, wenn eine Mutter zwei Wochen »über den Termin« ist.

Die Theorie des vierten Trimesters[1] wurde vornehmlich vom kalifornischen Kinderarzt Dr. Harvey Karp geprägt. Sie besagt im Wesentlichen folgendes: Eigentlich wäre ein Kind erst nach zwölf Monaten ausgereift genug, um geboren zu werden. Es würde sich dann in der Welt außerhalb von Mamas Bauch viel besser zurechtfinden und könnte bereits mit seinen Eltern interagieren. Stellt man die drei Monate nach der Geburt in ein mathematisches Verhältnis zu den neun Monaten im Mutterleib, erhält man vier gleich lange Zeitabschnitte, die jeweils aus drei Monaten bestehen: Die vier Trimester. Das vierte Trimester bezeichnet also die ersten drei Monate nach der Geburt.

Ein drei Monate alter Säugling kann bereits lächeln, brabbeln und sich manchmal sogar schon vom Bauch auf den Rücken drehen. Neugeborene haben einen schielenden Blick und können kaum den Kopf heben. Manchmal zittern sie auch ohne erkennbaren Grund und die Atmung ist streckenweise unregelmäßig. Nach Karps Theorie sind sie eigentlich noch Föten. Sie werden in eine Welt geboren, für die sie noch nicht bereit sind. Sie werden »aus dem Mutterleib verstoßen« (vgl. Karp 2016, S. 110). Ihr Gehirn ist noch gar nicht in der Lage, die Sinneseindrücke um sie herum einzuordnen. Das trifft im Besonderen auf die Schlafsituation zu. Karp nimmt an, dass die Geburt evolutionsbiologisch in diesem frühen Entwicklungsstadium durch die hohe Intelligenz, das Geschick und die emotionale Intelligenz des Homo sapiens ermöglicht wird. Das bedeutet, dass die Eltern in der Lage sind, das hilflose Kind »aufzufangen« und durch bewusstes und intuitives Verhalten ausreichend zu versorgen.

Tatsächlich lässt sich anhand dieser Theorie erklären, warum Babys gerade in den ersten Monaten viel schreien und sich Nähe einfordern. Zudem erklärt es auch, warum die Kleinen in diesen zwölf Wochen viele fundamentale Fertigkeiten entwickeln. Als Eltern können wir unser Baby dabei unterstützen, indem wir seine Bedürfnisse erkennen und erfüllen. Karp spricht sogar davon, den Mutterleib in dieser Zeit nachzuahmen. Mehr dazu erläutere ich in Kapitel 4, ab S. 55.

Eine große Umstellung für Eltern

Wenn ein Baby geboren wird, verändert sich der Alltag von Mutter und Vater bzw. einer Familie nachhaltig. Das gilt vor allem für das erste Kind. Konnte man sein Leben bisher nach eigenen Vorstellungen und Bedürfnissen gestalten, sind es jetzt die Bedürfnisse des Säuglings, die im Vordergrund stehen. Gleichzeitig muss noch der eigene Alltag bewältigt werden: Beruf, Haushalt, Sozialleben. Egal, wie sehr du dich auch darauf vorbereitet hast, welche Szenarien du in deinen Gedanken durchgespielt hast, euer Leben wird auf den Kopf gestellt.

Besonders das Thema Schlaf kann in den ersten Monaten ein großer Stressfaktor sein. Wenn du denkst, dass dein Baby nach ein paar anstrengenden Wochen seinen eigenen Rhythmus findet und sich binnen Minuten in den Schlaf wiegen oder singen lässt, dann irrst du dich mit großer Sicherheit. So kuschelig und komfortabel auch das Kinderbettchen ist, oft landet dein Schatz doch im Elternbett. Du wirst überrascht sein, wie viel Platz ein guter halber Meter Mensch für sich in Anspruch nehmen kann. Schlafmangel und durchwachte Nächte seitens der Eltern sind in den ersten Monaten keine Seltenheit. Selbst wenn dein Baby in dieser Beziehung unkompliziert und wenig fordernd ist, wirst du nie eine Garantie haben, dass das in den nächsten Monaten so bleiben wird.

Babys machen im ersten Lebensjahr eine immense Entwicklung durch. Milliarden von Synapsen verknüpfen sich im Gehirn. Alle wichtigen Grundbausteine für das Erlernen motorischer und sozialer Fähigkeiten werden in dieser Zeit gelegt. Körper und Gehirn wachsen in einem Riesentempo. Diese Entwicklungsschübe wirken sich auch auf das Verhalten des Säuglings aus – insbesondere auf den Schlaf. Von heute auf morgen dauert vielleicht das Einschlafen länger und wird eventuell mit Gebrüll begleitet. Das Baby braucht plötzlich noch mehr Zuspruch oder will während nächtlicher Wachphasen mehr trinken. Bewährte Methoden zur Beruhigung funktionieren plötzlich nicht mehr. Das ist kein Grund zur Sorge, sondern völlig normal. In besonders stressigen Situationen hilft der Glaube daran, dass alles besser wird. Und das wird es wirklich. Oft wechseln sich verschiedene Phasen ab. Manche sind leichter zu bewältigen, andere schwerer. Doch je älter dein Kind wird, umso eher findet es seinen eigenen Rhythmus und du erkennst besser, was es wann braucht. Ihr werdet zu einem eingespielten Team. Wann jedoch dein Kind nach einer Gute-Nacht-Geschichte allein einschläft, ist nicht vorhersagbar. Das entscheidet sich individuell.

Was bedeutet »Durchschlafen« bei Babys eigentlich?

Will man es ganz genau nehmen, schläft eigentlich kein Mensch durch – weder ein Kind noch ein Erwachsener. In der Nacht durchlaufen wir verschiedene zyklische Phasen, die sich abwechseln und wiederholen: Leichtschlafphase, Tiefschlafphase, Traumphase. Unser Bewusstsein kommt immer wieder aus dem Tiefschlaf an die Oberfläche. Es ist dieses Relikt aus prähistorischer Zeit, um uns zu versichern, dass keine Gefahr droht. Wir erwachen leicht und befinden uns in einem Dämmerzustand, den wir nur selten bewusst wahrnehmen. Wir drehen uns um und dösen wieder weg. Beim Aufwachen können wir uns daran nicht erinnern. Wir haben unseren eigenen Schlafrhythmus, der abhängig ist von unserem Biorhythmus und dem antrainierten Schlafverhalten, dass uns unser Alltag vorgibt.

Der Schlafrhythmus eines Babys ist völlig anders. Die Schlafphasen sind dieselben, nur sind sie jeweils kürzer. Da unsere Babys Steinzeitbabys sind, ist die Leichtschlafphase die längste. Bei Hunger oder in vermeintlich gefährlichen Situationen ist eine schnelle Reaktion quasi überlebenswichtig. Einem Säugling fehlt die Fähigkeit zur Selbstregulation: Es kann sich und sein Schlafverhalten selbst noch nicht steuern. Das muss das Kind erst lernen und ist dabei auf die Unterstützung der Eltern angewiesen (siehe auch S. 29, Regulationsprobleme bei Babys).

Auch die enorme körperliche und geistige Entwicklung im ersten Lebensjahr spielt eine Rolle. Sie wird vom Schlafrhythmus des Babys begünstigt. Deswegen schlafen Babys nicht nur nachts, sondern auch viel tagsüber. Vor allem in den ersten drei Lebensmonaten. Durch die regelmäßigen Schlafzyklen kann sich das Gehirn besser entwickeln. Da die häufigen Schlafphasen sich über den ganzen Tag verteilen, werden Babys auch häufiger wach. Und durch die prähistorische Alarmbereitschaft der ersten Lebensmonate schlagen sie entsprechend oft Alarm. Sie suchen Nähe und wollen sich versichern, dass die Eltern bei ihnen sind. Oft sind sie in der Dunkelheit dazu orientierungslos und brauchen eine Weile, bis sie sich wieder beruhigen.

Wie schlafen Babys?

In den ersten Tagen nach der anstrengenden Geburt müssen Säuglinge viel Kraft tanken. Dann schlafen sie lang und tief. Doch wer sich die Hände reibt und denkt, ein Durchschläfer-Baby erwischt zu haben, der irrt. Nach dem ersten Kräftetanken schaltet das Baby in einen anderen Modus. Der Schlafzyklus eines Neugeborenen macht keinen Unterschied zwischen Tag oder Nacht. Ein Baby im Alter von einem Monat schläft durchschnittlich sechs bis sieben Stunden am Tag und acht bis zehn Stunden pro Nacht. Diese Schläfchen verteilen sich auf mehrere Schlafperioden. Die Abstände zwischen den Schlafphasen können stark variieren, je nachdem welche inneren Prozesse in deinem Kind ablaufen oder wie aufregend der Alltag für das Kleine ist. Durchschnittlich ist ein Neugeborenes jedoch maximal 1,5 Stunden am Stück wach. Eltern müssen sich darauf einstellen, dass im vierten Trimester der Alltag und die Planung sehr stark vom Baby bestimmt werden. Hier künstlich einen Schlafrhythmus einführen zu wollen, ist wenig sinnvoll.

Im fortschreitenden Alter nimmt die Anzahl der Tagschläfchen ab. Die Gesamtlänge des Tagschlafes verringert sich proportional zum Nachtschlaf, der länger wird. So sinkt statistisch die Anzahl der Gesamtstunden, die ein Baby am Tag schläft, zwischen dem dritten und dem zwölften Lebensmonat von maximal sieben auf zwei bis drei Stunden. Der Nachtschlaf verlängert sich von acht bis auf maximal zwölf Stunden. Damit hat es sich bereits unserem Biorhythmus sehr gut angenähert. Natürlich sind das alles nur statistische Werte. Jedes Kind ist anders, entwickelt sich in seinem eigenen Tempo und hat seinen eigenen Rhythmus.

Von einem Baby oder gar Neugeborenen zu erwarten, dass es sich unserem Biorhythmus vollständig anpasst, ist also wenig erfolgversprechend. Auch das Versagen von Zuwendung erzeugt höchstens Stress. Versuche, ein Neugeborenes auf ein für uns angenehmes Schlafverhalten zu konditionieren, machen wenig Sinn. Es wird dann vielleicht sein Verhalten ändern, aber seinen inneren Rhythmus nicht. Dieser würde durcheinandergeraten und das Kind könnte sich nicht nach seinen Bedürfnissen entwickeln.

Alter	Anzahl Schläfchen tagsüber	Gesamtlänge Tagschlaf	Durchschnittlicher Nachtschlaf in Stunden, unterbrochen	Gesamtdauer aller Schlafperioden in 24 h
1 Monat	3	6–7	8,5–10	15–16
3 Monate	3	5–6	10–11	15
6 Monate	2	3–4	10–11	14–15
9 Monate	2	2,5–4	11–12	14
12 Monate	1–2	2–3	11,5–12	13–14

Tabelle 1: Durchschnittliche Anzahl der Schlafstunden eines Babys (Pantley 2009, S. 39)

Das Wichtigste in Kürze

- Ein Baby will keine Machtkämpfe ausfechten.
- Das Bedürfnis nach Nähe ist ein Urinstinkt.
- Eltern sollten ihr hilfloses Kind »auffangen«.
- Im ersten Lebensjahr machen Babys eine immense Entwicklung durch.
- Schlafrhythmen von Babys und Erwachsenen sind vollkommen unterschiedlich.
- Ein Neugeborenes schläft viel, aber auf Tag und Nacht verteilt.
- Neugeborene kann man nicht auf ein Schlafverhalten konditionieren.
- Schlafrhythmen und Angewohnheiten ändern sich oft während der ersten zwölf Lebensmonate.
- Der Nachtschlaf verlängert sich, der Tagschlaf wird weniger.

2. Jedes Baby ist einzigartig

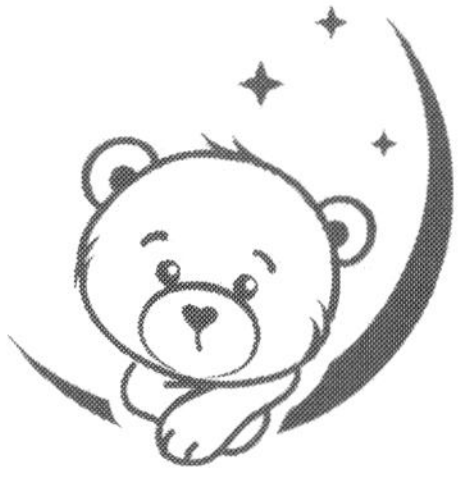

Verschiedene Baby-Schlaftypen

In meinem Bekanntenkreis gibt es Eltern, die mit ihren Babys ganz anders umgegangen sind als ich mit meiner Tochter. Das betraf vor allem das Schlafverhalten. Die Babys hatten oft schon ihr eigenes Bett und wurden zum Schlafen hineingelegt und allein gelassen. Wenn sie unruhig wurden und weinten, standen die Eltern nicht gleich auf, sondern warteten ein paar Minuten. Tatsächlich schliefen die Kleinen dann ein. Sie wurden auch schon in frühem Alter mal bei den Großeltern oder Freunden »geparkt«. Ich habe dieses Verhalten lange missbilligt, sogar verurteilt. Ich wäre nie auf die Idee gekommen, mit meinem Kind so zu verfahren. Mittlerweile sehe ich das Ganze differenzierter. Meine Tochter hätte so etwas gar nicht zugelassen. Sie hätte meine Nähe eingefordert – und zwar mit einer Intensität, die mich quasi zum Handeln gezwungen hätte. Jedes Kind hat seine eigene Persönlichkeit, seinen eigenen Rhythmus und entwickelt sich in seinem eigenen Tempo. Das hört man vor allem von Eltern, die mehrere Kinder haben. Oft hat jeder seinen völlig eigenen Charakter, andere Stärken und Schwächen.

Ohne pauschalisieren zu wollen, kann man zwei völlig unterschiedliche Extreme von Babys bzw. Kindern unterscheiden: die autonomen Babys und diejenigen, die sehr viel Nähe brauchen. Letztere werden auch als besonders sensibel oder als »High Need-Babys«* bezeichnet. Autonome Babys wirken schon früh unabhängiger. Sie wollen weniger Nähe, brauchen weniger Schlaf und haben einen starken eigenen Willen. Sie entdecken furchtlos ihre Welt, sind sehr wagemutig und oft trotzig. Sensible Babys brauchen sehr viel Nähe und Beständigkeit. Sie finden oft schwer in den Schlaf und sind in den Aufwachphasen sehr fordernd. Sie können die Eltern nur schwer loslassen und brauchen viel Zeit, um in einer neuen Situation anzukommen. Meist sind sie geduldiger, sehr aufmerksam und lernen schneller als autonome Babys.

Diese zwei Typen sind jeweils die äußerste Seite eines Spektrums. Kinder sind meistens Mischformen aus beidem und neigen in ihrer Persönlichkeit mehr zur einen oder zur anderen Seite. In der sogenannten »Temperamentforschung« wird zwischen drei Grundtypen unterschieden.

Das Temperament deines Babys beeinflusst seinen Schlaf

Im Grunde haben alle Babys dieselben Bedürfnisse. Welche davon überwiegen und wie stark die Kleinen diese einfordern, hängt jeweils vom Temperament des Kindes ab. Ausgehend von einer amerikanischen Studie[2], die von 1956 bis 1977 durchgeführt wurde, teilt die Forschung das Temperament von Kindern in drei Kategorien ein. Diese Einteilung basiert auf der Ausprägung von neun verschiedenen Eigenschaften in verschiedenen Altersgruppen:

---

* »High Need-Babys« fordern intensive Versorgung, sind sehr aktiv, brauchen viel deiner Energie, wollen ständig gefüttert werden und sind sehr fordernd – oft lautstark. Sie warten nicht gerne, wachen ständig auf, wirken oft unzufrieden, haben Stimmungsschwankungen, sind übersensibel, lassen sich ungern ablegen, beruhigen sich nicht selbst und Trennungen fallen ihnen schwer.

1. Aktivität: hoher oder niedriger Aktivitätslevel
2. Lebensrhythmus: Grad der Regelmäßigkeit in Bezug auf Schlafen, Essen und Körperfunktionen
3. Umgang mit neuen Erfahrungen: Akzeptanz oder Ablehnung neuer Situationen
4. Anpassungsfähigkeit auf Veränderungen im Umfeld
5. Sensibilität bei Reizen
6. Reaktionsvermögen und Energielevel
7. Veranlagung und Charakter
8. Grad der Reaktion auf Ablenkungen
9. Aufmerksamkeitsspanne: wie lange und wie intensiv

So wird bei einer Einteilung in die Kategorien darauf geachtet, ob das Baby generell eher fröhlich oder unzufrieden scheint. Es wird beobachtet, wie leicht sich das Baby bei Aktivitäten ablenken lässt und wo seine Reizschwelle liegt.

Anhand dieser Kriterien erfolgt dann die Zuweisung zu einem bestimmten Temperamenttyp. Diese Einteilung dient in erster Linie dazu, dein Baby besser zu verstehen. Es ist eine grobe Kategorisierung und die meisten Kinder liegen von ihrem Temperament her irgendwo zwischen diesen drei Typen.

»Easy Babys« oder auch Anfängerbabys

Diese Kinder schreien wenig und finden schon früh ihren eigenen Rhythmus. Sie haben selten Probleme mit dem Einschlafen und in der Wachzeit zwischen den einzelnen Schlafphasen wirken sie eher friedlich und ausgeglichen.

»Slow to warm up-Babys«

Sie sind zumeist zaghaft und sehr anhänglich. Sie fremdeln oft und brauchen Zeit, um sich an Veränderungen und neue Umgebungen zu gewöhnen. In solchen Situationen brauchen sie ihre Bezugsperson in ständiger Nähe. Im Allgemeinen werden sie von den Eltern als sehr pflegeleicht beschrieben. Oft brauchen sie lange, um sich auf das Schlafen einzustellen und zur Ruhe zu kommen. Werden sie nachts wach, fordern sie lautstark Nähe oder wollen durch Stillen oder durch Nuckeln am Fläschchen beruhigt werden.

»Difficult Babys«

Ihre Stimmung variiert oft sehr von einem Moment zum nächsten – von »himmelhochjauchzend« bis »zu Tode betrübt«. Häufiges Schreien ist keine Seltenheit. Zumeist sind sie sehr schreckhaft und sensibel. Schlechte Stimmungen nehmen sie in sich auf. Auf den Stress der Eltern reagieren sie mit großer Unsicherheit. So kann schnell ein fataler Kreislauf entstehen. Schreibabys fallen in diese Kategorie. Das sind Säuglinge, die ohne direkt erkennbaren Grund stundenlang durchschreien und sich nur schwer beruhigen lassen. Das stellt für die Eltern eine große Herausforderung dar. Solche Kinder sind selten krank, sondern oft einfach besonders empfindlich und ängstlich. Dennoch empfiehlt es sich, in so einem Fall Hilfe bei Hebammen oder Ärzten zu suchen. Körperliche Ursachen sollten explizit ausgeschlossen werden können.

Das Verhalten eines Babys wird also scheinbar sehr stark von seinem Temperament beeinflusst. Nicht alle Eltern können sich gut darauf einstellen – vor allem, wenn das Temperament des Kindes dem eigenen in keiner Weise ähnelt. Vielleicht wünscht man sich insgeheim ein Kind mit anderem Charakter. Eines, das mutiger, feinfühliger oder unkomplizierter ist. Dabei ist eine Wertung in Bezug auf das Baby in diesen Fällen rein subjektiv. Noch immer ist sich die Wissenschaft nicht einig, ob das Temperament oder das Verhältnis zu den Eltern prägender ist für die Entwicklung. Dennoch steht fest: Ob ein Kind zu einer starken und ausgeglichenen Persönlichkeit heranwächst, ist nicht abhängig von seinem Temperament. Vielmehr ist es wichtig, dass wir Eltern seine Stärken schätzen und seine Schwächen akzeptieren. Wenn dein Kind das Gefühl hat, geliebt und akzeptiert zu werden, wird es durch diese Erfahrung in seinem eigenen Empfinden stark. So lernt es, sich selbst zu lieben und mit sich zufrieden zu sein. Das ist das beste Fundament für ein glückliches Leben.

Regulationsprobleme bei Babys

Dieser Abschnitt handelt nicht direkt vom Schlafen. Vielmehr erfährst du hier, wie du deinem Baby helfen kannst, besser mit sich selbst zurechtzukommen und seine Emotionen auszuhalten. Selbstregulation ist ein wichtiges Thema im Umgang mit Säuglingen. Ich selbst habe erst durch Gespräche mit Kinderpsychologen davon erfahren.

Es wird erwartet, dass ein Säugling irgendwann allein durchschlafen kann. Welche Anstrengung ein wenige Monate altes Kind jedoch vollbringt, um an diesen Punkt zu gelangen, darüber denken die wenigsten nach. In den ersten Jahren eines Menschenlebens vollbringt unser Gehirn mehr Leistung als im gesamten späteren Leben. Selbstregulation bei Säuglingen bedeutet zum einen, mit Situationen und Veränderungen klarzukommen (zum Beispiel mit Wickeln, Baden, warten müssen oder einem Besuch beim Kinderarzt), ohne übermäßig zu quengeln oder zu schreien. Der Begriff umfasst jedoch auch den Umgang mit Impulsen wie Langeweile, Müdigkeit oder Wut. Meistens kommen die Kinder dann aus einer extremen Emotion nicht mehr von allein heraus und brauchen Hilfe. Wie gut sie sich selbst regulieren können, hängt auch von ihrem Temperament ab. So haben »Difficult Babys« eine deutlich niedrigere Toleranzschwelle als »Easy Babys«. Allerdings können wir als Eltern unser Baby dabei unterstützen, sich besser selbst zu regulieren.

Das können wir zum einen tun, indem wir verständnisvoll sind und seine Emotionen auffangen und spiegeln. Zum anderen sollten wir darauf achten, dass es die Regulation seiner Impulse selbstständig erproben kann. Und auch mal daran scheitern darf. Das Schwierigste dabei ist, sich von der negativen Emotion nicht anstecken zu lassen. Kinder treffen unsere sensiblen Knöpfe recht gut und können uns damit schnell aus der Fassung bringen. Oft beginnt damit ein Teufelskreis der negativen emotionalen Ausbrüche zwischen uns und unserem Kind.

Hier die drei wichtigsten Tipps für Regulationshilfe:

1. Übergänge schaffen

Das Annähern oder Abwenden vom Baby sollte nicht abrupt erfolgen, sondern in einem angemessenen Tempo. Schaffe sanfte Übergänge zwischen An- und Abwesenheit. Wenn Bezugspersonen aus dem Nichts auftauchen und plötzlich wieder dahin verschwinden, irritiert das den Säugling. So kann er nur schwer damit umgehen lernen, dass seine Eltern ihn allein lassen. Darum sollte man sich auch immer von seinem Kind verabschieden, wenn man geht. Das sanfte Training von kurzzeitiger Trennung tagsüber verhilft nachts zu einem ruhigeren Babyschlaf. So lernt ein Baby, dass seine Eltern immer wieder kommen, wenn es sie braucht. Damit wächst das Vertrauen.

2. Auf Veränderungen vorbereiten

Egal ob Füttern, Wickeln oder einfach nur auf den Arm nehmen – jede dieser Situationen bedeutet für dein Baby eine Veränderung. Darauf muss es sich erst einstellen. Darf es das nicht, fühlt es sich fremdbestimmt und kann nur schwer lernen, Wechsel zwischen verschiedenen Situationen zu akzeptieren. Schaffe entsprechend Zusammenhänge, an denen sich das Kind orientieren kann. Langsame, sich wiederholende Abläufe mögen die Kleinen. Rede mit deinem Schatz. Sage ihm, was du mit ihm vorhast, und vermeide hastige Übergänge von einer Situation zur nächsten. Wenn du es zum Beispiel zum Schlafen hinlegst, dann kündige dies vorher an. Lege ihm sanft die Hand auf die Brust, damit der Verlust des Körperkontakts nicht so plötzlich ist. Biete ihm ein Kuscheltier an. So verschiebst du den Fokus von dir auf einen Ersatztröster. Dann kannst du dich langsam von ihm entfernen – auf Sichtweite.

3. Bedachtsam sein bei Interaktionen

Das Kind spielt gerade und sieht dabei unheimlich niedlich aus? Da möchte man es am liebsten sofort knuddeln oder mit ihm ein paar »Dudus« und »Dadas« wechseln. Und Liebesbekundungen können doch nicht schaden, oder? Im Prinzip nicht. Allerdings können solche Interaktionen, wenn sie zu häufig und zu plötzlich geschehen, das Kind beim Erlernen der Selbstregulation behindern. Nach dem vierten Trimester lernt ein Baby allmählich, sich mit sich selbst zu beschäftigen. Wenn dieser Prozess zu häufig unterbrochen wird, kann es diese Fähigkeit entsprechend schwerer ausbilden.

Besonders irritierend sind für einen Säugling Situationen, in denen Bezugspersonen sich kurz mit ihm beschäftigen und sich dann wieder abwenden. Es wird zuerst in seiner Spielsituation gestört, konzentriert sich dann auf sein Gegenüber und wird kurz darauf in diesem Zustand wieder allein gelassen, noch bevor es bereit dazu ist. Dass es in diesem Moment dann manchmal zu quengeln oder zu schreien beginnt, ist also verständlich. Dieses Szenario kommt sehr häufig vor, da vor allem unerfahrene Eltern noch kein Gespür dafür haben, wann ein Baby Zeit für sich braucht. Meistens ist es dabei sehr vertieft in sein Spiel und braucht gerade nichts. Man nennt es auch »im Flow sein«, wenn man alles um sich herum ausblendet und sich nur auf eine Sache konzentriert.

Ab wann spricht man von Schlafproblemen?

Oftmals sind Schlafprobleme nicht die Probleme des Kindes, sondern die der Eltern. Wir sind durch Biorhythmus und unseren Alltag geprägt. Entgegen unserem Baby, das aufgrund seiner biologischen Entwicklung kurze Schlafphasen hat, benötigen wir eine lange Phase, um uns zu erholen. Eltern, die in einer Partnerschaft zusammenleben, sollten sich gegenseitig Erholungs- und Schlafzeiten schaffen. So können sie sich genügend regenerieren.

Wie schnell ein Kind einschläft, wie häufig es wach wird und wie gut es danach wieder in den Schlaf findet, ist individuell. Schlafprobleme bei Babys entstehen oft dann, wenn wir ihnen die Möglichkeit nehmen, ihren eigenen Rhythmus zu finden. Wichtig ist ein geregelter Tagesablauf, der unseren eigenen Bedürfnissen und denen des Kindes angepasst ist. Eine geordnete Struktur hilft deinem Baby, seinen eigenen Biorhythmus zu finden. Der Versuch, es bewusst müde zu machen, ist selten von Erfolg gekrönt. Zumeist werden Babys durch zu wildes Spiel vor dem Zubettgehen aufgeputscht oder verlieren das Gefühl für ihr Schlafbedürfnis. Sie sind dann »über den Punkt«, wie man so schön sagt. Auch den Mittagsschlaf einfach zu streichen, wirkt sich nicht förderlich auf den Abendschlaf aus. Nur durch tägliche Routine und ein ruhiges Abendritual wird dein Baby auf das Zubettgehen optimal eingestellt.

Für das Einschlafen ist es durchaus ratsam, ein Ritual einzuführen, bei dem das Baby allein und immer am gleichen Ort einschlafen kann. Für Babys ist es beängstigend, wenn sie beim Erwachen zwischen den Schlafphasen ihre Umgebung verändert vorfinden. Schläft das Kleine zum Beispiel auf Papas Arm oder an Mamas Seite ein und befindet sich beim Erwachen in seiner Wiege, schlägt es womöglich Alarm. Wie eine solche Einschlafpraxis gelingt, hängt von der Mentalität von Eltern und Kind ab und letzten Endes auch von seinem Temperament. Einige Experten sind der Ansicht, ein Kind solle ab dem vierten bis fünften Lebensmonat allein einschlafen können. Einige Eltern berichten, dass ihr Kind im Alter von vier Jahren immer noch nicht allein einschlafe. Es nächtige deshalb im Familienbett – ein Umstand, der sie nicht störe und mit dem sich alle wohl fühlen würden. Es ist folglich in erster Linie subjektiv, was wir als Schlafproblem wahrnehmen.

Als Orientierung könnte man sagen: Wenn ein sechs Monate altes Baby weitaus weniger als 14 Stunden insgesamt und davon zehn Stunden in der Nacht schläft, kann sein Schlafrhythmus gestört sein. Wenn du das Gefühl hast, dein Baby ist oft übermüdet und bekommt nicht genug Schlaf, suche nach Möglichkeiten, es beim Einschlafen zu unterstützen. Dasselbe gilt für Kinder, die regelmäßig schreien, wenn sie ins Bettchen gelegt werden. Anregungen findest du in diesem Buch in Kapitel 4, S. 55. Ab einem Alter von ca. zehn Monaten beginnen Kinder vermehrt, die Nächte durchzuschlafen. Wenn dein Kind in dieser Entwicklungsphase an mehreren Nächten mehr als eine Stunde am Stück wachliegt, kann ein Schlafproblem vorliegen. Bei einem dauerhaft übermüdeten Baby ist es ratsam, einen Arzt zu konsultieren.

Müdigkeitszeichen und Babysignale richtig deuten lernen

Schon bevor Kinder durch Lautsprache ihre Bedürfnisse der Außenwelt mitteilen können, kommunizieren sie mit uns. Das erfolgt durch Gesten und die Mimik oder auch durch Weinen. Diese Kommunikation nennt man Babysignale. Das bekannteste ist wohl das Schreien. Auch ein Kind, das mit offenem Mund die Mutterbrust sucht, ist vielen geläufig. Verhält sich das Baby so, hat es in den meisten Fällen Hunger.

Je älter ein Säugling wird, desto klarer werden die Babysignale. Am schwierigsten zu deuten sind sie in den ersten drei Monaten nach der Geburt. Das Baby ist noch sehr eingeschränkt in Mimik und Motorik. Es verfügt nur über wenige Signale, wodurch jedem einzelnen von ihnen verschiedene Bedeutungen zukommen. Diese Zeichen gut zu deuten, kann das Zusammenleben mit einem Säugling für beide Seiten erheblich erleichtern. Dabei ist es auch wichtig, den jeweiligen Kontext miteinzubeziehen. Hat sich das Baby zum Beispiel gerade erschrocken, weint es logischerweise. Ist es quengelig, hat aber zuvor gut von Brust oder Flasche getrunken, wird es kaum Hunger haben. Hier könnten Übelkeit oder Bauchschmerzen die Ursache sein. Hat es vor Kurzem geschlafen, wird es wahrscheinlich nicht müde sein.

Im Folgenden erläutere ich ein paar Babysignale, die mit den Themen Schlaf und Selbstregulation in Zusammenhang stehen:

1. Das Baby wendet den Kopf ab

Wenn du dich gerade mit deinem Kleinen beschäftigst und es immer wieder den Kopf abwendet, ist das ein deutliches Zeichen, dass es von der Interaktion überreizt ist. Das heißt nicht, dass es sich von dir als Person abwendet. Es braucht einfach eine Pause und Zeit für sich. Wird dieses Signal falsch gedeutet oder nicht respektiert, kann das die Selbstregulierung des Babys behindern. Außerdem kann es sich direkt auf den Schlaf auswirken, da ein überreiztes Baby schlechter zur Ruhe kommt.

2. Unruhiger Schlaf

Das Baby zuckt im Schlaf, verzieht das Gesicht und die Augen bewegen sich unter den geschlossenen Lidern? Das ist völlig normal. Dein Baby durchlebt gerade seine Traumschlafphase (REM-Phase). Besonders in diesem Schlafabschnitt entwickelt sich das Gehirn des Kleinen. Auf keinen Fall solltest du es wecken. Generell sollte man ein schlafendes Baby nicht wecken oder bewegen – es sei denn, es ist zwingend nötig.

3. Quengeln

Wenn dein Baby quengelt oder weint, kann das viele verschiedene Ursachen haben. Hier ist es am besten, den Kontext zu betrachten und nach dem Ausschlussverfahren vorzugehen. Das kann zum Beispiel so aussehen:

- Hat das Baby vor Kurzem getrunken? Will es nicht gefüttert werden?
  Dann ist es nicht hungrig.
- Wirkt das Baby hellwach und hat erst vor Kurzem geschlafen?
  Dann ist es nicht müde.
- Ist die Windel voll?
  Nein? Dann wird Wickeln auch nicht helfen.
- Bessert sich seine Laune, wenn du dich mit ihm beschäftigst?
  Nein? Dann ist ihm auch nicht langweilig.
- Hört es auf zu weinen, wenn du es in den Arm nimmst?
  Nein? Dann braucht es auch gerade keinen Körperkontakt.
- usw.

4. Gähnen und volle Aufmerksamkeit

Dein Baby gähnt ständig und quengelt? Doch immer wieder lässt es sich von dir oder von Dingen um sich herum ablenken, ist sehr aufmerksam, wirkt phasenweise fröhlich und interessiert? Ein Baby, das sich so verhält, ist aller Wahrscheinlichkeit nach müde. Nur findet es seine Umwelt so spannend, dass es nur schwer zur Ruhe kommt.

Im Fall von Punkt drei und Punkt vier solltest du darauf achten, das Kind nicht durch Ablenkungsversuche zu überreizen. Das wird die Situation nur verschlechtern. Besser wäre es, stimulierende Reize (Musik, Licht, tobende Geschwister, ein Mobile oder andere Spielsachen) zu meiden und für eine ruhigere Umgebung zu sorgen.

Es gibt selten Eltern, die die Babysprache perfekt beherrschen. Immer wieder kommt es zu Situationen, in denen sich schwer herausfinden lässt, was deinem Schatz fehlt. Dann kommst du dir vor wie ein Detektiv auf Spurensuche. Je mehr Zeit ihr miteinander verbringt, desto besser wirst du darin werden, seine Bedürfnisse zu erkennen und sie zu erfüllen.

Das Wichtigste in Kürze

- Babys brauchen ihre Eltern unterschiedlich intensiv beim Schlafen.
- Das Schlafverhalten ist auch abhängig vom Temperament des Babys.
- Akzeptiere dein Baby, wie es ist.
- Unterstützung bei der Selbstregulation wirkt sich auf das Schlafverhalten aus.
- Eine geregelte Struktur hilft deinem Baby, einen eigenen Rhythmus zu finden.
- Ein Baby braucht auch etwas Zeit für sich, um im Hier und Jetzt zu sein.
- Wachhalten oder vorzeitiges Wecken solltest du vermeiden.
- Achte auf Müdigkeitszeichen, bevor dein Baby »über den Punkt« ist.

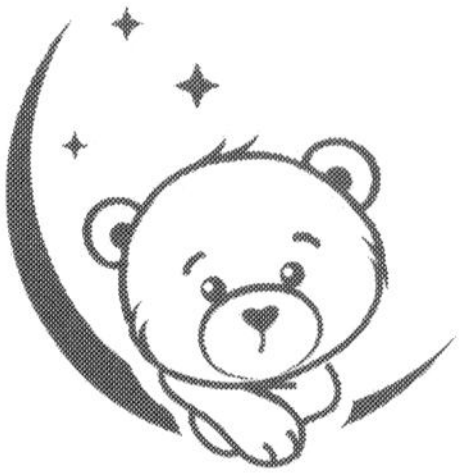

3. Vorarbeit für einen guten Nachtschlaf

Für eine gute Schlafumgebung sorgen

Die äußeren Bedingungen spielen eine wichtige Rolle für einen erholsamen und sicheren Babyschlaf. Die ideale Schlaftemperatur für ein Baby liegt bei 16 bis 18 Grad Celsius. Es ist von Vorteil, den Raum abzudunkeln. Babybettchen sollten nicht in unmittelbarer Nähe von Fenstern stehen. Kordeln, Schnüre oder gar Stromkabel haben in Reichweite eines schlafenden Babys nichts zu suchen. Nachtlampen und andere elektrische Geräte müssen in entsprechendem Abstand positioniert werden. Regale, Lampen, Mobiles oder andere Kinderspielzeuge dürfen nicht über ein Babybett gehängt werden. Es besteht die Gefahr, dass etwas auf das Baby fällt. Beistellbettchen sollten am Bett der Eltern sicher befestigt sein, damit das größere Baby es nicht wegschieben kann – zum Beispiel mit seinen Beinen. In der entstehenden Lücke könnte es sich einklemmen oder durch sie hindurchfallen. Unterschätze nie die Kraft oder Wendigkeit deines Babys.

Babybettchen, Wiegen und andere Schlafmöbel sollten den europäischen Sicherheitsnormen entsprechen. Im Autokindersitz oder in der Wippe dürfen Kinder nie unbeaufsichtigt sein. Sie sollten darin auch nicht langfristig schlafen, um Rückenproblemen vorzubeugen. Auch Haustiere in der Nähe eines schlafenden Säuglings sind ein Risiko. Sie können Keime übertragen und Allergien auslösen. Darüber hinaus sind selbst die treuesten Vierbeiner immer noch Tiere und oft unberechenbar. Hunde und Katzen können eifersüchtig auf das Baby werden. Es genießt bei ihnen nicht zwingend Welpenschutz – wie bei uns Menschen. Außerdem können Tiere nicht einschätzen, wie empfindlich ein Säugling ist und wie sie mit ihm umzugehen haben. Hunde tragen beispielsweise ihre Welpen im Maul herum. Sie packen sie mit den Zähnen im Nacken. Bei einem Baby kann das tödlich enden.

Dekoration und Design der Schlafumgebung spielen für den Nachtschlaf keine große Rolle, wobei ich des Öfteren gelesen habe, dass warme Farben von Vorteil sind. Laut kanadischen Wissenschaftlern können Babys sehr wohl Farben sehen. Auf Rot reagieren sie am wahrscheinlichsten, da sie es laut Studie am besten wahrnehmen können. Farbunterschiede und Kontraste erkennen sie zu Beginn allerdings nicht gut, da sich die Sehschärfe erst noch entwickeln muss. Ab vier Monaten können sie Farben gut erkennen. Wenn ihr euch im Schlafzimmer oder Kinderzimmer wohlfühlt, wird es eurem Kind mit Sicherheit genauso gehen. Also lasst euch gerne von Wohnmagazinen oder Instagram inspirieren, aber nicht verrückt machen. Am faszinierendsten ist und bleibt für euer Baby das Gesicht von Mama und Papa.

Die richtige Bettausstattung

Erst im Alter von ca. acht Monaten ließ ich meine Tochter Kuscheltiere mit ins Bett geben. Kurz darauf war das Bett ein kleiner Zoo. Aussortieren wurde zum abendlichen Ritual: Jener plüschige Freund musste gehen, andere durften bleiben. Zu viel Spielzeug im Bett lenkt Babys und Kleinkinder oft vom Einschlafen ab. Als Faustregel gilt ohnehin, dass Kissen oder Kuscheltiere vor dem fünften Lebensmonat nicht ins Babybett gehören, da für Neugeborene und Säuglinge Erstickungsgefahr droht. Auch das Risiko des plötzlichen Kindstods wird dadurch erhöht. Das gilt auch für Kopfpolster und Nestchen. Von Vorteil ist, wenn das Baby sich bereits drehen kann, um sich im Fall der Fälle vom Gegenstand weg zu bewegen.

Schnüre, Kordeln, zu lange Schnullerketten und ähnliches haben ebenfalls nichts in einem Babybett verloren. Hier besteht Strangulationsgefahr. Säuglinge sollten auf einer festen Matratze schlafen, die luftdurchlässig ist. Zwischen Matratze und Bettrahmen darf es keinen Spalt geben, der über zwei Finger breit ist. Achte darauf, dass die Matratze gut zum Babybett passt. Praktisch sind auch Babymatratzen mit Trittkanten. Sie stützen dein Baby, wenn es im Bett stehen will und verhindern, dass es in den Spalt zwischen Matratze und Bett rutscht. Im Internet werden für faire Preise hochwertige Babymatratzen vertrieben, die nach Wunsch auch maßgefertigt sind. Der dazugehörige Lattenrost soll selbstredend sicher verankert sein und eine gute Luftzirkulation ermöglichen. Sonst könnte auch die beste Matratze bald Schimmelsporen oder Pilze beherbergen.

Das Laken sollte weich und fest gespannt sein, damit dein Baby es nicht lösen und sich im schlimmsten Fall darin einwickeln kann. Aus diesem Grund wird auch dringend dazu geraten, gänzlich auf jede Art von Decken verzichten. Es reicht ein Schlafanzug. Für kühlere Nächte gibt es verschiedene Formen von Schlafsäcken, die die Temperatur regulieren und dafür sorgen, dass dein Schatz weder friert noch schwitzt. So ein Schlafsack war bei unserer Tochter besonders praktisch, da sie viel im Schlaf geschwitzt hat. Wenn dein Baby in einem Gitterbettchen liegt, solltest du dich vergewissern, dass die Gitterstäbe komplett sind und festsitzen. Der Abstand zwischen den einzelnen Stäben sollte zwischen 4,5 und 6,5 cm liegen.

Sicher vor dem plötzlichen Kindstod

In der westlichen Welt ist der plötzliche Kindstod die häufigste Todesursache bei gesunden Babys im ersten Lebensjahr. In den ersten sechs Monaten ist das Risiko am höchsten. Auf der anderen Seite liegt dieses Risiko in Deutschland unter 0,02 Prozent. Das bedeutet: Werden im Jahr 700 000 Babys geboren, sterben 130 davon am plötzlichen Kindstod. Über die Ursachen rätseln Experten noch immer. Gesunde Babys sterben im Schlaf. Ganz plötzlich, wie es die

Bezeichnung sagt. Eine Theorie besagt, dass es in diesen Fällen beim Baby eine physiologische Eigenheit gibt. Diese allein ist nicht gefährlich. Kommen jedoch ungünstige Faktoren von außen dazu, kann diese Kombination durchaus gefährlich werden.

Ganz einig ist sich die Wissenschaft allerdings nicht über die Ursachen. Durch die Auswertung von Statistiken hat man herausgefunden, welche Umstände einen plötzlichen Kindstod begünstigen können. Am sichersten gilt als Schlafumgebung das eigene Bettchen im Schlafzimmer der Eltern. Einige Forscher gehen davon aus, dass das Baby seine Atmung automatisch der Atmung der Eltern anpasst und damit besser vor Atemaussetzern geschützt ist. Eine andere Erklärung dafür, warum das Risiko im eigenen Zimmer höher ist als im Schlafzimmer der Eltern, hat die Wissenschaft noch nicht gefunden. Fakt ist, dass im Jahr durchschnittlich 25 Babys im Bett am plötzlichen Kindstod sterben. Zu den übrigen Fällen kommt es in Schlafumgebungen, die ungeeigneter sind.

Immer wieder ist der plötzliche Kindstod auch ein Argument, warum sich Eltern gegen das Elternbett entscheiden. Wie hoch das Risiko wirklich ist, zeigt ein genauer Blick in die Statistik. Erfasst werden darin alle Eltern, die ihr Kind bei sich schlafen lassen. Das gilt nicht nur für Betten, sondern auch für unsichere Schlafgelegenheiten – wie zum Beispiel Sessel. Dazu kommen Eltern, die in alkoholisiertem Zustand oder unter Einfluss von Drogen ihr Bett mit dem Baby teilen. Es gibt auch Eltern, die neben ihrem Baby im Bett rauchen. Und die wandern auch mit in die Statistik. Der interessanteste Punkt: Eltern, die nur im Ausnahmefall das Baby mit ins Bett nehmen sind ebenfalls miterfasst. Rechnet man all diese Gruppen jedoch aus der Statistik heraus, sinkt das erhöhte Risiko gegen null. Einige Ärzte sind sogar der Meinung, dass es falsch ist, vor dem Familienbett zu warnen. In der Folge könnte eine Mutter beispielsweise verfrüht abstillen – weil sie die Mühe scheut, nachts aufzustehen.

Als großer Risikofaktor gilt das Schlafen in Bauchlage. Zwar schlafen Babys in dieser Form oft gut, allerdings geht man davon aus, dass es die Atmung beeinträchtigen kann. Für schlafende Babys wird dringend die Rückenlage empfohlen. Einige Experten befürworten durchaus, das Kind im Buggy oder im Autokindersitz den Mittagsschlaf machen zu lassen. Das Baby befindet sich dabei in einer leicht zusammengekauerten Position, die manche Säuglinge mehr mögen als die Rückenlage. An dieser Stelle sei darauf hingewiesen, dass die Hersteller dieser Artikel davor warnen, das Kind niemals unbeaufsichtigt darin zu lassen. Habe stets ein Auge darauf, dass dein Baby nicht nach vorn kippen kann. Zudem ist diese Haltung für sehr kleine Babys nicht rückenfreundlich. Sie sollten nicht zu lange in so einer Position schlafen. Viele Eltern schwören auch auf Federwiegen oder Babyhängematten, die einen Rundrücken beim Schlafen ermöglichen. Das ist die rückenfreundlichere Alternative für gelegentliche Schläfchen.

Sobald meine Tochter sich im Bett selbständig drehen konnte, hat sie oft selbst in die Bauchlage gewechselt. Ich habe mich dafür entschieden, sie in dieser Position weiterschlafen zu lassen. Generell lässt es sich ab einem Alter von vier, fünf Monaten schwer kontrollieren, welche Schlafposition ein Kind im Laufe einer Schlafphase einnehmen wird. Wer auf Nummer sicher gehen will, kann sein Kind mithilfe eines Tuchs pucken. Mehr dazu in Kapitel 4, S. 63. Im Prinzip sinkt das Risiko des plötzlichen Kindstods, wenn sich dein Baby selbst aufstützen und Dinge greifen kann.

Ein Streitpunkt ist die Frage der Überhitzung. Viele Babys, die am plötzlichen Kindstod verstorben sind, waren schweißnass. Deshalb ging man davon aus, dass sie vielleicht ihre Temperatur nicht richtig regulieren konnten. Es wurde also empfohlen, Babys zum Schlafen nicht zu warm einzupacken und besonders auf Mützchen zu verzichten. Tatsächlich regulieren Säuglinge die Temperatur zum großen Teil über ihr Köpfchen. Wenn du mit deinem Baby aber zum Beispiel an einem kalten Tag im Kinderwagen unterwegs bist oder es im Schlafzimmer ziemlich frisch ist, sei ein Mützchen durchaus angebracht. Dieser Ansicht sind zumindest viele Experten, die der Theorie der Überhitzung widersprechen. Ihrer Meinung nach kann das erhöhte Schwitzen der verstorbenen Babys auch vom Todeskampf herrühren.

Ein weiterer gefährlicher Faktor in Bezug auf den plötzlichen Kindstod ist Zigarettenrauch. Meiner Meinung nach versteht es sich von selbst, dass man in Gegenwart von Babys und Kindern jeden Alters nicht raucht. Glaubt man den Statistiken, sehen das augenscheinlich nicht alle Eltern so. Nicht nur Passivrauchen gefährdet die Gesundheit deines Babys. Auch Qualm-Rückstände in der Kleidung, in Vorhängen oder sonstigen Stoffen schaden. Ein Baby hat in der Nähe von Rauchern und in Raucherwohnungen nichts zu suchen.

Hier weise ich darauf hin, dass ich alle Angaben nach bestem Wissen und Gewissen mache. Sie sind eine Zusammenfassung aus Fachliteratur und eigenen Erfahrungen. Um kein Risiko einzugehen, lass dich auch von einem Arzt oder einer Hebamme deines Vertrauens dazu beraten. Am effektivsten beugst du dem plötzlichen Kindstod durch eine geeignete Schlafumgebung vor.

Ungeeignete Schlafumgebungen

Nicht geeignet für den Babyschlaf sind selbstverständlich alle Möbel, von denen das Kind herunterfallen kann: Tische, Sessel, Sofas oder Betten ohne Sicherung. Auch Untergründe, die zu weich sind oder in die es zu tief einsinken kann, sollten gemieden werden. Ein Wasserbett, ein Sitzsack, eine Hängematte, ein Schaffell oder ähnliches sind keine geeigneten Schlafstätten. Untergründe wie Matten aus Gummi oder Kunststoffbezüge sind ebenfalls zu meiden. Betten sollten keine eckigen Gitterstäbe haben oder scharfkantige Verzierungen. Schrauben und Bolzen dürfen ebenfalls nicht hervorstehen. Schläft das Baby draußen im Kinderwagen oder Buggy, sollte es stets vor Sonne sowie Kälte geschützt und nie unbeaufsichtigt sein.

Besonders in den ersten Lebenswochen schlafen Babys gut unterwegs im Kinderwagen oder in der Trage. Aus dem Mutterleib sind sie an die Bewegung und Geräusche gewöhnt. Daher kann es sein, dass sie tagsüber leichter in den Schlaf finden als nachts, wenn es dunkel ist und sie ruhig liegen. Auch kann es vorkommen, dass dein Baby besser auf der Couch vor dem laufenden Fernseher zwischen Mama und Papa einschläft als allein im Babybettchen. Das ist normal, sollte allerdings nicht zur Gewohnheit werden. Dasselbe gilt für den Klassiker: Das Baby im Auto einschlafen lassen. Es ist eher eine sehr aufwendige Notlösung völlig verzweifelter Eltern, das Baby mit dem Auto zum Einschlafen zu bringen. Einige Experten finden auch, dass ein Säugling während des Autofahrens weniger tief schläft als im Bett. Bevor du jedoch verzweifelst und keine andere Einschlafhilfe wirkt, ist diese Methode in Ausnahmefällen durchaus verständlich (siehe auch Kapitel 4, S. 71).

Familienbett, Co-Schläfer oder Einzelschläfer

Es gibt drei unterschiedliche Schlafvarianten, die alle ihre Vor- und Nachteile haben.

- Variante 1: Das Baby schläft im eigenen Bett im Kinderzimmer.
- Variante 2: Das Baby schläft im eigenen Bettchen im Schlafzimmer der Eltern.
- Variante 3: Das Baby schläft gemeinsam mit den Eltern im Bett. Aus dieser Variante kann sich auch das sogenannte Familienbett entwickeln – auch als Co-Sleeping bezeichnet – in dem alle Kinder zusammen mit den Eltern schlafen.

Meine Vorstellung vom Babyschlaf war schon immer, meine Tochter nah bei mir zu haben und ihr Wärme und Geborgenheit zu geben. Gleichzeitig wollte ich zum Stillen in der Nacht nicht aufstehen müssen. Mein Partner und ich entschieden uns für ein Beistellbett, das wir seitlich an unser Bett montierten. Tatsächlich funktionierte es wunderbar. Nach den ersten Wochen wurde mein Partner nicht einmal mehr wach, wenn sich die Kleine zum Stillen meldete. Später entwickelte sich daraus unser Familienbett, da sie – nachdem wir sie in den Schlaf begleitet hatten – selten in ihrem Beistellbettchen liegen blieb, sondern sich ins Elternbett drehte. Wir reagierten darauf, indem wir das Elternbett so absicherten, dass sie nicht herausfallen konnte. Bei uns ist es also nicht so, dass alle gemeinsam ins Bett gehen. Gemeinsam aufzuwachen ist jedoch etwas sehr Schönes, das ich nicht missen möchte.

Die urzeitlichen Instinkte in uns sind darauf ausgerichtet, dass wir unser Baby immer nah bei uns haben wollen, um es im Falle einer drohenden Gefahr schützen zu können. In der westlichen Welt hat sich jedoch nach und nach die Ansicht durchgesetzt, dass es normal und erstrebenswert ist, Kinder allein schlafen und einschlafen zu lassen. Allerdings zeigte sich dieser Umstand erst seit der Industrialisierung. Vorher gab es schlichtweg auch nicht die Möglichkeit dazu. Es war üblich, dass Großfamilien in Wohnungen und Häusern mit ein oder zwei Zimmern lebten und schliefen. Heutzutage sieht man sich als Eltern bei dieser Thematik oft mit verschiedenen Klischees konfrontiert. Entweder wird man als »Alternative« tituliert und steht unter Verdacht, sein Kind durch das gemeinsame Bett zu verhätscheln. Oder aber man ist herzlos und rein pragmatisch, weil man das Kind beim Schlafen »sich selbst überlässt«. Letztendes ist es gut – und das ist einfacher gesagt, als getan – sich von den Ansichten des Umfelds zu lösen. Entscheidet selbst, was für euch und euer Baby am besten ist. Oft spielt ja auch die Wohnsituation eine Rolle.

Ich selbst bin der Meinung, dass meine Tochter als Einzelschläfer nicht gut zurechtgekommen wäre. Allerdings kenne ich andere Familien, in denen das super klappt. Den Kindern fehlt es an nichts. Babys haben einfach unterschiedliche Temperamente und verschiedene Bedürfnisse. Genauso wie ihre Eltern. Wenn dein Kind Probleme damit hat, allein in seinem Bettchen einzuschlafen, kann ich dir die Co-Sleeping Variante nur ans Herz legen. Wenn dir oder deinem Partner das allerdings überhaupt nicht zusagt, kann das schwerlich der richtige Weg für ein harmonisches Familienleben sein. Es kann im Einzelfall schließlich auch genügend praktische Gründe geben, die für die Einzelschläfer-Situation sprechen. Es gibt Eltern, die einfach unruhig schlafen, wenn das Baby in ihrer Nähe liegt. Vielleicht muss einer der Partner mitten in der Nacht aufstehen, weil er Schichtarbeiter ist. Vielleicht besteht die Gefahr, dass das ältere Geschwisterkind vom weinenden Baby geweckt wird. In diesem Fall kann es sehr sinnvoll sein, Bruder oder Schwester vor der Ankunft des neuen Erdenbürgers an ein eigenes Zimmer zu gewöhnen. Im Endeffekt sollten die eigenen Bedürfnisse und die des Kindes und anderer Familienmitglieder aufeinander abgestimmt sein.

Hier noch einige Tipps zu den Schlafvarianten Einzelschläfer und Co-Schläfer:

Einzelschläfer

Es ist das natürliche Bedürfnis eines Babys, beim Einschlafen seine Bezugsperson dicht bei sich zu wissen. Es kann sich schnell allein im eigenen Bett einsam fühlen und Angst bekommen. Je plötzlicher es mit dieser Situation konfrontiert wird, desto höher ist die Wahrscheinlichkeit, dass es sich nur schwer an diese Schlafvariante gewöhnen wird. Experten empfehlen, das Baby in den ersten Wochen nach der Geburt bei Mutter oder Vater einschlafen zu lassen und es dann behutsam ins eigene Bettchen zu legen. Wenn es dann zwischen den Schlafphasen erwacht, um sich instinktiv zu orientieren, wird es schnell irritiert sein und schreien. Wichtig ist, sofort darauf zu reagieren und ihm Nähe und Geborgenheit zu geben. So schaffst du Grundvertrauen, das dem Kind in Zukunft ermöglichen wird, besser mit dieser Situation umzugehen – schließlich kommen Mama oder Papa, wenn ich sie rufe.

Es kann auch vorkommen, dass dein Kind zum Typus »Alleinschläfer« gehört. Diese Babys schlafen problemlos allein, ohne dass sie von ihren Eltern ans Alleinschlafen herangeführt werden müssen. In manchen Fällen finden sie sogar besser in den Schlaf, wenn niemand mit im Raum ist. Das hat allerdings nichts mit Erziehung zu tun, sondern ist abhängig von der Persönlichkeit jedes einzelnen Babys.

Co-Schläfer

Viele Experten sind der Meinung, dass psychisch gesunde Eltern einen Instinkt dafür haben, sich im Schlaf nicht auf das Baby zu rollen oder es anders zu verletzten. Andere vertreten die These, dass dies nur auf die Mütter, nicht zwingend auch auf die Väter zutrifft.

Solltet ihr die »das-Baby-in-die-Mitte«-Schlafvariante wählen, sollte jeder Partner seine eigene Decke haben, damit das Kind nicht daruntergeraten und ersticken kann. Das Baby auf seinem Bauch oder seiner Brust einschlafen zu lassen, kann eine gute Methode sein, damit es schnell in den Schlaf findet. Allerdings solltet ihr selbst dabei wach bleiben und es anschließend sanft in Rückenlage drehen.

Am häufigsten schläft das Baby neben der Mutter, aber nicht zwischen den Eltern. Wenn ihr dafür kein Beistellbett habt, dann stellt euer Bett am besten mit einer Seite an die Wand oder sichert es mit einem entsprechenden Gitter ab. So kann euer Kleines nicht aus dem Bett herausfallen. Frühchen und Zwillingsbabys sollten am besten in den ersten Wochen nach der Geburt in einem Beistellbettchen neben den Eltern schlafen. Wenn sie dann reifer sind, können sie auch ins Elternbett übersiedeln.

Wer sich generell gegen ein Familienbett entschieden hat, braucht sich allerdings nicht davor zu scheuen, das Baby hin und wieder mit ins gemeinsame Bett zu nehmen – wenn es zum Beispiel krank ist oder gerade eine schwierige Phase hat. Das hin und wieder zu tun muss nicht zur Folge haben, dass dein Baby danach nicht mehr im eigenen Bettchen schlafen will. Umgekehrt besteht eher die Gefahr, dass ein Baby eine negative Assoziation zu seinem eigenen Bett aufbaut, wenn es nicht sanft genug an die Schlafsituation als Einzelschläfer herangeführt wird.

> **Wichtig ist:** Alkoholisierte Personen haben neben einem schlafenden Baby nichts zu suchen. Das kann lebensbedrohlich sein. Bei extrem übergewichtigen Elternteilen wird ebenso von einem Co-Sleeping abgeraten. Im Zweifelsfall solltest du dir Rat bei Ärzten oder einer Hebamme holen.

Die Entwicklung des Tag- und Nachtrhythmus bei Neugeborenen und Säuglingen

Wie in Kapitel 1 (siehe S. 13) beschrieben, braucht die biologische Uhr des Babys eine Weile, um sich einzupendeln. Der Biorhythmus entwickelt sich Stück für Stück und wird auch durch den Rhythmus der Eltern beeinflusst. Das geschieht im Zeitraum von ca. sechs bis neun Wochen nach der Geburt. Ab einem Alter von vier bis sechs Monaten hat ein Baby zumeist seinen eigenen Biorhythmus gefunden. Es wacht dann in der Regel zur selben Zeit auf und wird zur selben Zeit müde (vgl. Imlau/Renz-Polster, S. 30). In den Schlafphasen gibt es weniger Unterbrechungen. Dann braucht es zwar immer noch viel Tagschlaf, aber es schläft mit Unterbrechungen insgesamt zehn bis elf Stunden in der Nacht. Erwachen wird es in der Leichtschlafphase – aus Hunger oder um sich der Nähe seiner Bezugspersonen zu versichern.

Längere Nachtschlafphasen von durchgehend fünf Stunden oder mehr beginnen aber meist erst ab ca. acht Monaten. Diese Phase liegt gern in der Zeit zwischen Mitternacht und fünf Uhr morgens. Hier kann man durchaus von »durchschlafen« sprechen. Mit neun bis zehn Monaten wacht es schließlich täglich ungefähr um dieselbe Zeit auf und geht um dieselbe Zeit ins Bett.

Falsch ist es sicher nicht, der Natur ihren Lauf zu lassen. Allerdings sieht die Realität oft anders aus. Neben dem Kind gibt es weitere Faktoren, die in unserem Leben eine Rolle spielen. Der Job, der Haushalt, die eigene Lebens- und Freizeitgestaltung, das Liebesleben oder Geschwisterkinder, die auch nicht zu kurz kommen dürfen. Soll das Baby vermehrt in der Nacht schlafen, weil das der eigenen Tagesplanung und dem eigenen Wohlbefinden zugutekommt, kannst du versuchen, den Rhythmus des Babys zu lenken. Am besten gelingt das, wenn das Baby schon früh zwischen Tag und Nacht unterscheiden lernt.

Die ersten drei Lebensmonate

Im sogenannten vierten Trimester ist es vollkommen natürlich, dass das Baby tagsüber viel schläft und es zwischen Tag und Nacht nicht unterscheiden kann. Manchmal entsteht durch zu viel Überreizung auch ein Schlafdefizit. Dadurch wird das abendliche Einschlafen noch schwerer. Minimiere deshalb die Reize am Tag. Ein Säugling hat in diesem Lebensabschnitt durchschnittlich eine Wachphase von anderthalb Stunden. Versuche darauf zu achten, dass diese Phase nicht zu weit überschritten wird. Lege es am Tag zum Schlafen an helle Orte, eingebettet in das normale Tagesgeschehen. Gegen Abend dunkelst du das Zimmer ab und sorgst für möglichst viel Stille. Am Tag kannst du mit ihm reden oder ihm vorsingen, um es zu beruhigen. In der Nacht probiere, ob du darauf verzichten kannst. »Schhh« – Laute eignen sich auch gut zur Beruhigung. Stillen, Fläschchengeben oder Wickeln sollte möglichst unaufgeregt und unkompliziert über die Bühne gehen, damit das Baby nicht aus dem Nachtmodus gerissen wird. Bereite möglichst alles so vor, dass ein reibungsloser Ablauf gewährleistet ist. Nutze Windeln mit hoher Saugkraft, damit du nicht so oft wickeln musst.

Vom vierten bis zum sechsten Lebensmonat

Auch hier bleibt es wichtig, dass das Baby am Tag genügend Gelegenheit zum Schlafen hat. Zeigen sich typische Müdigkeitssignale, obwohl es noch friedlich auf seiner Decke spielt, solltest du es hinlegen. Oft wachen Babys zu früh aus dem Schlaf wieder auf und sind dann nach dem Aufwachen quengelig. Probiere, es wieder zum Schlafen zu bringen. Abhängig von ihrem Temperament sind viele Kinder ab dieser Altersspanne bereit, auch ohne Hilfe in den Schlaf zu finden. Versuche einfach, das müde Baby in sein Bettchen zu legen und es unter sanftem Zureden einschlafen zu lassen. Am besten legst du es seitlich auf die Matratze mit einem Stillkissen oder etwas Vergleichbarem, das zu einem Nestchen geformt ist. So wird der Mutterleib nachempfunden. Es empfiehlt sich, diese Prozedur am Vormittag auszuprobieren, da das Schlafen zu dieser Zeit den meisten Babys am leichtesten fällt. Am Abend kannst du dein Baby beim Einschlafen mit sogenanntem »Weißen Rauschen« unterstützen. Das können sphärische Klänge sein oder das Geräusch eines Wäschetrockners, sanfte Musik oder Laute, die den Geräuschen im Mutterleib nachempfunden sind.

Vom sechsten bis zum neunten Lebensmonat

Spätestens ab diesem Alter können die Eltern mit einer fixen Einschlafroutine beginnen. Das Baby soll bewusst auf das Zubettgehen eingestimmt werden – durch Handlungen, die sich tagtäglich wiederholen: Eincremen nach dem letzten Wickeln, Massieren, Schlafanzug anziehen, etwas vorsingen, etc. Eine Geschichte vorlesen oder Bilder beschreiben kannst du durchaus – auch wenn der Säugling den Inhalt noch nicht versteht. Meistens lauschen Kindern gern der Vorlesestimme der Eltern. Zudem förderst du damit das Sprachverständnis. Diese Prozedur kann durchaus 30 Minuten dauern.

Vom zehnten bis zum zwölften Lebensmonat

In diesem Alter kann ein Baby vermehrt durchschlafen. In der Nacht muss es seltener trinken. Allerdings kann diese Phase sehr trügerisch sein. Es wird Nächte geben, in denen dein Nachwuchs wieder häufiger schreit und schwerer in den Schlaf findet. Die Gründe dafür sind oft Wachstums- oder Entwicklungsschübe. Auch Zahnen kann den Nachtschlaf stören. So viel Routine du auch in deine Tagesabläufe und in die Abendsituation bringst, von einem Baby in dem Alter kannst du keine Routine erwarten.

Wie beeinflusst der Tagesablauf das Einschlafen und den Nachtschlaf?

Babys verarbeiten die Eindrücke des Tages meist in den Abendstunden. Hatte dein Kind einen aufregenden Tag, kann am Abend die Hölle losbrechen – obwohl es tagsüber ausreichend geschlafen hat. Es ist unleidlich und aufgeregt und nur schwer zu beruhigen. In der

Nacht wird es vielleicht vermehrt wach und findet schwer wieder in den Schlaf. Gleiches geschieht, wenn die Tagesroutine fehlt und der Säugling immer wieder durch Ereignisse überrascht wird, die er erst für sich einordnen und verarbeiten muss. Zu Überforderung kommt es auch, wenn dein Kleines zu vielen Sinneseindrücken ausgesetzt ist. Bunte Mobiles mit wechselndem Licht und Musik sind hier ein exzellentes Beispiel. Meine damals vier Wochen alte Tochter war nach dem Besuch einer größeren Familienfeier schwer überreizt. Sie war in bester Absicht von einer Hand in die andere gereicht worden. Sie schien die meiste Zeit auf der Feier zu schlafen, aber abends bekam ich die Quittung in Form von langem und lautem Geschrei präsentiert. Ein aufregender Tag für das Baby wird so schnell zu einer aufreibenden Nacht für die Eltern.

Der Einfluss des Tagschlafs bei Babys bis zu sechs Monaten

Im ersten halben Jahr reagieren Säuglinge sehr sensibel auf äußere Einflüsse. Unternehmungen wie Fahren im öffentlichen Nahverkehr, Einkaufen gehen, Verwandtenbesuch oder Ausflüge in den Zoo können dein Kind in diesem Alter schnell überfordern. Alltägliche Erledigungen an jemand anderen zu delegieren, ist dem Wohl deines Kindes und deiner Abendruhe durchaus zuträglich. Partner und hilfsbereite Verwandte oder Freunde sind für frischgebackene Mütter eine gute Anlaufstelle. Generell empfiehlt es sich, Unternehmungen mit Baby in die Vormittagsstunden zu legen. Babyschwimmen oder Krabbelgruppen sind zwar durchaus der körperlichen und sozialen Gesundheit zuträglich, in diesem Alter überreizen und überfordern sie das Kind jedoch schnell. Aus eigener Erfahrung kann ich sagen, dass viele Eltern ihrem Kind hier oft zu viel zumuten. Ich dachte damals zum Beispiel auch, ich müsste meiner Tochter etwas bieten und für Abwechslung sorgen. Außerdem war ich selbst ganz froh, einmal vor die Tür und mit anderen Menschen in Kontakt zu kommen. Allerdings sind täglich zwei Spaziergänge mit dem Kinderwagen oder in der Babytrage im Prinzip vollkommen ausreichend. Wenn du dein Baby in einer Trage mitnimmst, solltest du es nicht mit dem Gesicht nach vorn vor der Brust tragen.

Es verliert so den Kontakt zu seiner Bezugsperson und ist den Reizen der Außenwelt schutzlos ausgesetzt. Abendliches Schreien ist damit sehr wahrscheinlich.

Auch Vorgänge wie Fingernägel schneiden oder baden können ein Baby in diesem Alter stressen. Oft mehr, als wir Eltern vermuten. Es kann sich unter Umständen nur schwer beruhigen. Der Tagschlaf wird dadurch gestört – und damit auch der Nachtschlaf. Ich kann nur empfehlen, das Baby in dieser Beziehung nicht zu überfordern. Vorgänge, die außerhalb der Routine liegen oder die es als stressig empfindet, solltest du möglichst vormittags machen oder gut über den Tag verteilen. Wenn dein Kind Probleme mit dem Schneiden der Fingernägel hat, dann kannst du zum Beispiel vormittags die Nägel an der linken Hand schneiden und die rechte Hand ist dann am Nachmittag oder am nächsten Tag dran. Viele Eltern schneiden die Babynägel dann, wenn die Kinder ihren Mittagsschlaf halten. Das ist für beide Seiten eine entspannte Variante.

Der Einfluss des Tagschlafs bei Babys zwischen sechs und zwölf Monaten

In diesem Alter beginnen Kinder, die Welt um sich herum zu entdecken – im Besonderen auch außerhalb der eigenen vier Wände. Sie beginnen zu krabbeln und wollen Neues erforschen. Hier kommen ihnen Krabbelgruppen oder Babyschwimmkurse zugute. Auch Ausflüge in Spielcafés kann ich nur empfehlen. Hier trinkst du gemütlich einen Cappuccino mit Freunden oder anderen Eltern, während dein Kleines im Bällebad schwimmt. Mit meiner Tochter war ich in diesem Alter fast täglich draußen unterwegs. Oft im Park oder auf dem Spielplatz. Zu jeder Jahreszeit, wenn es das Wetter zuließ. Frische Luft und Bewegung sind ab diesem Alter sehr gesund und begünstigen einen guten Nachtschlaf. Allerdings solltest du dafür sorgen, dass dein Kind nicht überreizt wird. Achte auf Anzeichen, ob ihm etwas zu viel ist. Dasselbe gilt, wenn es müde zu sein scheint. Dann lege es in den Kinderwagen oder binde es ins Tragetuch und hilf ihm, sein natürliches Bedürfnis zu erfüllen.

Wichtig ist eine Tagesroutine. Verschiedene Unternehmungen können beispielsweise immer im selben Zeitraum liegen. Heute geht es nach dem Frühstücken zum Babyschwimmen, morgen zum Spielplatz, etc. Dadurch hilfst du deinem Baby, einen Rhythmus zu finden. Das ist auch für den Nachtschlaf wichtig.

Den Tagesablauf protokollieren

Wer den Rhythmus seines Babys nur schwer einschätzen kann, für den könnte sich ein Protokoll des Tagesablaufs lohnen. Dasselbe gilt für Babys, die viel schreien oder abends nur schwer in den Schlaf finden. Es handelt sich im Grunde um eine einfache Tabelle – aufgeteilt in Tage und Tageszeiten. Eingetragen werden die Schlaf- und Essenszeiten und die Zeitpunkte, zu denen das Baby schreit. Das lässt erkennen, wie das Verhältnis zwischen Schlaf- und Wachzeiten des Babys aussieht. Auch kannst du so leichter absehen, wann dein Baby müde wird und entsprechend reagieren. Auf lange Sicht hilft dir das Protokoll, den Rhythmus deines Kindes zu verstehen. So kannst du den Tagesablauf darauf abstimmen. Ein Beispiel für ein solches Protokoll findest du in Tabelle 2. Es gibt jedoch auch entsprechende Apps für das Protokollieren von Tag und Nacht.

	Vormittag						Nachmittag						Abend						Nacht					
	6	7	8	9	10	11	12	13	14	15	16	17	18	19	20	21	22	23	24	1	2	3	4	5
Unruhe, Quengeln																								
Schreien																								
Schlaf																								
Stillen-Füttern-Beikost																								
Spielen mit...																								
Spiel alleine																								
Im eigenen Bettchen																								
Im Bett der Eltern																								
Herumtragen																								
Andere Interventionen,																								
z.B. Schnuller, Tee, Medikament, Hüpfball u.a.																								

Um wieviel Uhr haben Sie Ihr Kind am Abend zum Schlafen ______
Wie lange braucht Ihr Kind zum Einschlafen ? ______
Wie oft ist es in der Nacht aufgewacht ? ______

Wie haben Sie sich heute gefühlt ?

Sehr glücklich ______ Sehr unglücklich
Sehr frisch ______ Sehr erschöpft
Sehr entspannt ______ Sehr abgespannt

Tabelle 2: Beispiel für ein Tagesprotokoll (www.koenig-s-kinder.de 2020)

Welchen Einfluss hat das Abendessen auf den Nachtschlaf?

Theorien besagen, dass Babys mit Einführung der Beikost nachts besser durchschlafen. Es gibt jedoch verschiedene Studien dazu, die jeweils zu unterschiedlichen Ergebnissen kommen. Hartnäckig hält sich der Irrglaube, dass Kinder ab sechs Monaten auf Beikost umgestellt werden und am besten ganz abgestillt werden sollen. Hier halten die Empfehlungen der WHO klar dagegen. Diese regen dazu an, das Baby sechs Monate lang ausschließlich zu stillen. Ergänzendes Stillen nach dem Essen und Stillen nach Bedarf sollte bis zum Alter von zwei Jahren fortgesetzt werden. Experten sind der Meinung, dass zwischen dem fünften und siebten Monat die Beikost schrittweise eingeführt werden kann. Dabei ist jedes Kind individuell.

Ich habe das bei meiner Tochter als einen natürlichen Prozess angesehen und es sich von allein entwickeln lassen. Sobald sie eigenständig sitzen konnte, saß sie mit uns am Essenstisch. Sie bekam babygerechte Nahrung in die Hand, konnte sie haptisch erfahren und in den Mund nehmen. Irgendwann fing sie schließlich an zu essen. Fakt ist, dass die Muttermilch deinem Baby ausreichend Energie liefert und gegen diverse Krankheiten immunisiert. Auch unterstützt Muttermilch dein Kind dabei, seinen Biorhythmus zu finden. So führt sie am Tage deinem Kind Energie zu, während sie abends und nachts Stoffe enthält, die beruhigend wirken. Ab dem vierten Lebensmonat wird von einigen Experten empfohlen, nach dem Stillen oder Fläschchen mindestens 15 Minuten vergehen zu lassen, bis man das Kind zur Nacht bettet. Andere sind eher der Meinung, dass das Trinken im Bett beim Einschlafen hilft.

Sobald sich dein Baby größtenteils von Beikost ernährt, empfehlen sich feste Essenszeiten. Kinder in diesem Alter sind oft so abgelenkt vom Spielen und der Welt um sich herum, dass das Essen zur Nebensache wird. Die fehlende Energie wollen sie sich dann in der Nacht holen. Beim Abendessen sollte auf blähende Nahrung wie Erbsen, Bohnen, etc. verzichtet werden. Auch Inhaltsstoffe, die viel

Energie liefern, sind für das abendliche Einschlafen kontraproduktiv. Das betrifft Zucker oder auch den Lebensmittelfarbstoff Tartrazin, der in verschiedenen Backwaren und Limonaden enthalten ist.

Eigentlich ist es bei einem Säugling so wie bei uns auch: Hungrig schläft es sich schlecht ein, aber mit überfülltem Magen ebenso. Auf Breimischungen, die extra sättigend sind, solltest du daher verzichten. Hier ist die Gefahr groß, dein Baby zu überfüttern. Auch von einer zu frühen Umstellung der Säuglingsmilchnahrung solltest du absehen. Halte dich hier an die Empfehlungen des Herstellers. Die Mahlzeiten sollten ausreichend sein und sich über den Tag verteilen. Sobald dein Baby dazu in der Lage ist, darf es allein essen. So kann es das Essenstempo selbst bestimmen. Wenn ein Baby keinen Hunger mehr hat, dann wird es beim Essen unkonzentriert und schiebt die Nahrung mit der Zunge wieder aus dem Mund. Achte auf diese Signale und befreie dich von der Sorge, dass dein Kind nicht genug zu essen bekommt. Es spürt selbst, wann es satt ist. Je nach Entwicklungsstadium brauchen Kinder in den ersten zwölf Lebensmonaten auch unterschiedlich viel Nahrung.

Das Wichtigste in Kürze

- Die sicherste und empfohlene Schlafposition ist die Rückenlage.
- Achte auf Sicherheit bei Bett und Bettausstattung.
- Ein Baby sollte nie auf Untergründen schlafen, in die es einsinken kann.
- Decken, Polster, Plüschtiere und andere Dekorationen im Bett sind unnötig.
- Ein Schlafsack ist ideal für Babys.
- Den Schlafbereich solltest du gut lüften und auf die Temperatur achten.
- Zigarettenrauch oder Tabakgeruch gehören nicht in Babys Nähe.
- Neugeborene kennen keinen Unterschied zwischen Tag und Nacht.
- Tag- und Nachtschlafzyklen werden langsam erlernt.
- Tages- und Abendroutinen geben Orientierung.
- Im vierten Trimester sollte das Baby möglichst wenig Reizen ausgesetzt sein.
- Ab dem sechsten Lebensmonat kannst du feste Zubettgehzeiten einführen.
- Ab dem Beikost-Alter helfen feste Essensroutinen.
- Führe tagsüber ausreichend Energie zu, damit das Baby nicht nachts alles nachholt.
- Protokolle können dir helfen, einen Überblick über Babys Rhythmus zu bekommen.

4. Zubettgehen und Einschlafen für Anfänger und Fortgeschrittene

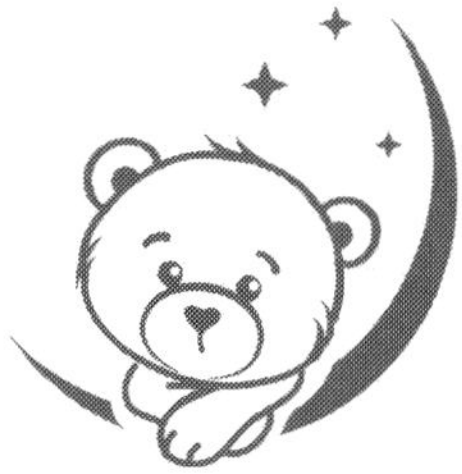

Du bist müde, aber dein Baby will noch nicht schlafen

Eine Situation, die sicher alle Eltern kennen: Du selbst möchtest nichts weiter, als endlich Feierabend haben. Doch dein Baby ist putzmunter und findet nicht in den Schlaf. Du ziehst alle Register und wirst immer ungeduldiger. Das regt schließlich auch dein Baby auf und der ersehnte Schlaf rückt in noch weitere Ferne. So schwer es dir auch fallen mag, doch in dieser Situation helfen nur Geduld und eine liebevolle Begleitung. Dein Kind spürt deine innere Anspannung und wird selbst dadurch nervös. Hast du jemanden an deiner Seite, der das Baby ins Bett bringen oder andere Routinen übernehmen kann, umso besser. Bist du auf dich allein gestellt, wird es schwieriger. Vielleicht könnte dann die Oma an zwei Tagen pro Woche abends helfen oder eine Freundin oder nette Nachbarin dich gelegentlich unterstützen. Das entlastet sehr und so hast du mehr Kraft für die übrige Zeit.

Wenn du tagsüber deine Augen gar nicht mehr offenhalten kannst, hilft oft ein kleiner Power-Nap. Wenn dein Baby gerade friedlich ist, lege es dafür an einen sicheren Ort wie das Babybett, den Stubenwagen oder den Laufstall und döse für 15 Minuten. Idealer wäre es natürlich, wenn jemand dein Baby für deinen kurzen Power-Nap versorgt. Vielleicht schaffst du dann auch 30 Minuten. Achte darauf, nicht in den Tiefschlaf zu verfallen, da du nachher sonst noch müder bist oder später nicht mehr einschlafen kannst. Aber die kurze Auszeit wird dir wieder etwas Kraft geben.

Sollte das Traumland tagsüber unerreichbar bleiben, dann zieh die Notbremse. Brich das Einschlafen ab und widme dich deinem Alltag. Das Baby ist natürlich mit dabei. Rein in die Wippe mit dem Kleinen und dann kann es dir dabei zusehen, wie du den Tisch abräumst oder den Abwasch machst. Danach könnt ihr euch zusammen auf die Couch vor den Fernseher lümmeln. Irgendwann wird dein Schatz friedlich einschlummern und kann in sein Bettchen verfrachtet werden. Das ist keine Lösung für dauerhafte Einschlafprobleme, aber eine Alternative, um eine schwierige Einschlafsituation aufzubrechen. Hin und wieder kannst du dir das erlauben.

Dein Baby ist müde, kann aber nicht einschlafen

Gähnen, Trägheit, Augenreiben, Quengeln, Schreien – und trotzdem führt kein Weg in den Nachtschlaf? Das kann verschiedene Ursachen haben. Das Baby ist eventuell krank, hat Bauchweh, ist hungrig oder bekommt Zähnchen. Es kann aber auch daran liegen, dass sich dein Kleines noch nicht auf das Schlafen einstellen kann. Es fällt ihm schwer, loszulassen und sich aus der Situation oder von dir zu trennen. Wenn die Einschlafsituation über längere Zeit so bleibt, fehlen ihm vielleicht Rituale oder eine bessere Ins-Bett-geh-Routine.

Ein häufiger Grund ist auch, dass das Baby überreizt oder übermüdet ist, weil es am Tag zu wenig geschlafen hat. Wie viel Tagschlaf ein Kind braucht, ist individuell und auch vom jeweiligen Entwicklungsstand abhängig. Wenn ein Baby übellaunig, dünnhäutig oder weinerlich wirkt, kann das auf Hunger oder Langweile hindeuten, aber auch auf Müdigkeit. Wenn dein Baby schon »über den Punkt« ist und in der Schreifalle steckt oder aus dem Quengeln einfach nicht mehr herauskommt, hilft vor allem Geduld. Versuche, die Situation aufzubrechen und probiere ein anderes Einschlafritual. Wenn auch das nicht fruchtet, beende das Zubettgehen vorerst. Beschäftige dich ruhig mit dem Kind, bis es die stressige Situation von eben verarbeitet hat.

Individuelles Schlaffenster vs. geregelte Bettzeiten

Tagesroutinen und geregelte Bettzeiten helfen vielen Babys, einen Schlafrhythmus zu finden, der sich mit dem Rhythmus der Eltern und ihrem Alltag in Einklang bringen lässt. Auf der anderen Seite gibt es Kinder, die im ersten Lebensjahr einfach keinen Rhythmus finden oder einen entwickeln, der so gar nicht zum Leben der Eltern passt. Viel zitiert sind die sogenannten Lerchen und Eulen. Während erstere früh einschlafen und früh wieder munter sind, ist es bei den Eulen genau andersherum. Sie schlafen meist sehr spät ein und sind morgens kaum aus dem Bett zu kriegen. Dazwischen gibt es noch ein breites Spektrum von »Mischvögeln«.

Wer die Möglichkeit hat bzw. sich dafür entschieden hat, sein Kind im ersten Lebensjahr in Vollzeit zu betreuen, kann sich auf die sogenannten Schlaffenster konzentrieren. Öffnet sich ein solches, zeigt das Baby Müdigkeitsanzeichen. Dann heißt es, das schnell zu erkennen und das Baby zeitnah in den Schlaf zu bringen. Es ist eine Orientierung am Rhythmus des Kindes, der teilweise auch von Tag zu Tag variieren kann. Für ein Kind, das sich nur schwer an einen Schlafrhythmus gewöhnen kann, entspricht diese Variante den Bedürfnissen am besten. Es bekommt genau so viel Schlaf, wie es benötigt – und auch wann es ihn benötigt. Ein großer Nachteil gegenüber geregelten Bettzeiten ist allerdings, dass das den Biorhythmus der Eltern durcheinanderbringt und sie eventuell nicht genügend Schlaf bekommen. Vor allem, wenn einer der Partner berufstätig ist oder noch andere Kinder im Haushalt sind, kann das sehr schwierig werden. Müde und überreizte Eltern bedeutet auch irgendwann: müdes und überreiztes Baby. Das kann zu einem fatalen Kreislauf führen. Auch die Eltern müssen auf ihre Bedürfnisse achten.

Außerdem kommt für viele Kinder irgendwann die Zeit, in der sie in eine Kita oder eine andere Betreuung kommen. Spätestens hier muss dann das alltägliche morgendliche Aufstehen funktionieren, ohne dass das Kind in den Seilen hängt.

Eine Lösung für ein Eulenbaby könnte folgendes sein: Du versuchst, es schleichend an einen anderen Rhythmus gewöhnen. Zum Beispiel kannst du alle zwei bis drei Tage das Einschlafen und Aufstehen jeweils fünf Minuten früher einleiten. Mit etwas Glück und Geduld kannst du es so schaffen, deinen kleinen Langschläfer langsam an frühere Aufstehzeiten zu gewöhnen. Meine Tochter hat in den ersten Kita-Wochen häufig auf dem Weg in die Kita noch Schlaf nachgeholt. Auch das hat gut funktioniert.

Was schreien lassen bewirkt – und warum das kein guter Tipp ist

Noch immer kursiert die Theorie, dass ein Baby das Einschlafen lernen kann, indem man es im Kinderbett sich selbst überlässt. Wer jetzt denkt, solche Theorien seien hundert Jahre alt und würden heute nicht mehr weiterverfolgt, der irrt. Noch immer gibt es Eltern, Psychologen, Kinderärzte und Schlafexperten, die darauf schwören und Konzepte dazu verbreiten. Das Spektrum reicht von »das Baby gänzlich sich selbst überlassen« bis zu sanfteren Methoden, wie zum Beispiel am Bettchen in Sichtweite zu warten oder das Kind mit Worten und Lauten zu beruhigen, ohne es jedoch zu berühren. Die »Schreienlassen«-Methode kann teilweise Wochen in Anspruch nehmen, bis das Kind schließlich allein einschläft. Sie kostet das Kind und auch die Eltern viel Kraft. Viele Mütter und Väter setzen sich dieser emotional aufwühlenden Prozedur aus, weil sie der Meinung sind, es sei das Beste für ihr Kind. Dahinter stecken keine bösen Absichten.

Diese Theorien propagieren meist, das Kind nicht zu verhätscheln und ihm seinen Platz in der Familienhierarchie zu zeigen. Schließlich könne man sich von seinem Kind nicht auf der Nase herumtanzen lassen. Immerhin seien Eltern Autoritätspersonen. Eine früher gängige Theorie besagt sogar, dass das Schreien die Lungen stärken würde. Diese Annahmen sind aus Sicht vieler Experten und auch aus meiner Sicht haltlos.

> Ein Baby ist zu rationalem Denken gar nicht fähig. Es hat anderes im Sinn, als durch Schreien seine Grenzen auszutesten. Es fordert nur die Befriedigung seiner Bedürfnisse.

Erinnern wir uns an das Steinzeitbaby: Der Instinkt sagt dem Säugling, dass es sich der Nähe seiner Bezugsperson versichern muss, da ansonsten Lebensgefahr droht. Je nach Persönlichkeit und Temperament gibt es Babys, die schon früh fähig sind, allein einzuschlafen. Viele können das jedoch nicht. Die Trennung von der Bezugsperson ist für sie unverständlich. Sie bekommen Panik und reagieren auf dem einzigen Weg, zu dem sie imstande sind: durch Weinen und Schreien.

Viele Verfechter der »Schreienlassen«-Methode führen an, dass sie ebenso erzogen worden sind und ihnen das nicht geschadet hätte. Außerdem nennen sie unzählige Beispiele, in denen die Kinder dadurch tatsächlich gelernt haben, dass sie die Nähe der Eltern nicht zum Einschlafen brauchen. Dagegen stehen Aussagen von Eltern, die berichten, dass nach einem Schub oder einem neuen Zahn das Kind wieder Nähe beim Einschlafen gefordert hätte. Die ganze nervenaufreibende Prozedur hat in diesen Fällen von vorne begonnen. Abgesehen davon ist der Gedanke, Babys würden durch die fehlende Nähe Trost bei sich selbst finden und aus diesem Prozess gestärkt hervorgehen, ein Irrglaube.

Betrachten wir, was in einem Baby vorgeht, dem man einfach die Nähe entzieht: Es bekommt Angst und fordert die Nähe vehementer. Ein natürliches Bedürfnis, um die Angst abzustellen. Erfährt es die schützende Geborgenheit der Eltern nicht, sorgt das für immensen Stress. An das Einschlafen – für das Entspannung benötigt wird – ist nicht mehr zu denken. Das Baby schreit nur noch lauter. Dass diese Babys dann irgendwann einschlafen, liegt eher an der

Erschöpfung. Es liegt daran, dass eine Schutzfunktion den Säugling nach einem erlebten Trauma einschlafen lässt. Ein entspannter, gesunder Schlaf sieht anders aus.

Die Beziehung zu den Eltern in den ersten Lebensmonaten wirkt sich prägend auf die Persönlichkeitsentwicklung des Babys aus. Hier wird das sogenannte Urvertrauen aufgebaut. Es legt das Fundament für eine selbstbewusste und stabile Persönlichkeit. Wird es der Schreiprozedur wieder und wieder ausgesetzt, wird es sich irgendwann mit der Situation abfinden. Es resigniert und hat erkannt, dass es sich auf die Eltern als Beschützer nicht verlassen kann. Diese Erfahrung kann die Beziehung zu den Eltern grundsätzlich schädigen. Schlimmstenfalls bekommt das Kind auch im späteren Leben als Erwachsener Probleme, zu anderen Menschen eine gesunde Beziehung aufzubauen. Ein gutes Urvertrauen kann nur entstehen, wenn das Baby von Anfang an viel Wärme, Nähe und Liebe von seinen Eltern erhält.

> »Mit einer Kindheit voll Liebe aber kann man ein halbes Leben hindurch für die kalte Welt haushalten.« – Jean Paul

Wie kannst du dein Baby beruhigen?

Bevor sie ein eigenes Bewusstsein entwickeln, werden Kinder allein von ihren Instinkten geleitet. Wenn es ums Schlafen geht, hat hier in den ersten Lebensmonaten allein der Hypothalamus die Fäden in der Hand. Der Hypothalamus ist ein kleiner Teil unseres Zwischenhirns, der sich seit unseren frühesten Vorfahren nicht weiterentwickelt hat. Er ist zum Beispiel verantwortlich für den Herzschlag, den Hunger, unsere Gefühle und unseren Schlafbedarf. Bevor ein Baby sich in den Schlaf fallen lassen kann, prüft der Hypothalamus, ob die Bedingungen stimmen: Ist der Hunger gestillt? Sind Körper und Umgebung auf richtiger Temperatur? Und vor allem: Fühle ich mich sicher? Das ist eine elementare Frage, deren Antwort sich nicht selten auch durch Schreien erkämpft wird.

Wenn deinem kleinen Schatz das Loslassen schwerfällt und sich die nötige Entspannung für den Nachtschlaf nicht einstellen will, kann das verschiedene Ursachen haben. In den meisten Fällen gilt: Wenn dein Baby noch nicht müde ist, wird es auch nicht in den Schlaf finden. Der Schlafbedarf von Babys wird oft zu hoch eingeschätzt – vor allem was den Nachtschlaf angeht. Manchmal ist es also angebracht, das Zubettbringen abzubrechen und auf eine möglichst wenig stimulierende Situation auszuweichen.

Manchmal weint ein Baby auch, um Dinge zu verarbeiten: aufregende Erlebnisse, spannende Situationen, einen Wachstumsschub oder ähnliches. Es ist dann nur schwer zur Ruhe zu bringen. In solchen Situationen haben Eltern manchmal keine Chance auf schnellen Erfolg. Sie können es nur auf dem Arm halten und es sich an ihrer Schulter quasi ausweinen lassen. Irgendwann wird es sich beruhigen und in Morpheus Arme sinken.

Für viele Schreisituationen gibt es Kniffe, die helfen können. Sie zielen im Großen und Ganzen darauf ab, für das Kind eine Situation herzustellen, in der es sich geborgen fühlt. Man könnte vielleicht auch sagen »zu Hause fühlt«. Zumeist ahmen diese Techniken in irgendeiner Form das Gefühl nach, sich im Mutterleib zu befinden. Dort hat das Kleine immerhin die ersten neun Monate seines Lebens zugebracht: friedlich im Fruchtwasser schwimmend und schwingend. Dann wurde es unvermittelt und unsanft herausbefördert. In den ersten Monaten nach der Geburt sehnen sich Babys in Mamas Bauch zurück. Sie müssen sich erst an die ihnen fremde Welt außerhalb des Mutterleibs gewöhnen. Wenn es ums Schlafen geht, fällt das besonders ins Gewicht. In diesem Abschnitt findest du ein paar Anregungen, wie du deinen kleinen Schatz beruhigen und ihm das Einschlafen erleichtern kannst

Geborgenheit, Nähe, Kuscheln

Vor allem in den ersten Monaten nach der Geburt kommen manche Babys in Kinderwagen, Wiege oder Babybettchen schwer zur Ruhe. Ihnen fehlt dann wahrscheinlich die körperliche Nähe, um sich zu beruhigen. Nähe ist ein absolutes Grundbedürfnis deines Babys.

Viele von uns kennen das sicher auch: Wir fühlen uns beim Kuscheln geborgen und sicher. Wie auch beim Stillen wird beim Austausch von Zärtlichkeiten und engem Körperkontakt das Bindungshormon Oxytocin ausgeschüttet. Zusammen mit anderen Botenstoffen, zum Beispiel dem Schlafhormon Melatonin, begünstigt es das Einschlafen. Dabei steht es in Konkurrenz zu anderen Hormonen, die einem geruhsamen Schlaf eher abträglich sind: dem Wachsamkeitshormon Serotonin, dem Hungerhormon Orexin und dem Cortisol – einem Botenstoff, der bei Stress ausgeschüttet wird. Körperliche Nähe ist also ein wichtiger Baustein, wenn es um das Einschlafen geht. Das Gute ist: Oxytocin funktioniert in beide Richtungen. Wenn du mit deinem Baby kuschelst, fühlst auch du dich glücklich und geborgen. Eure Bindung zueinander wird nicht nur für den Moment gestärkt. Im prägenden ersten Jahr festigen Nähe und Kuscheln das Band zwischen einem Kind und seinen Eltern. Und zwar auf Lebenszeit.

Du kannst die Nähe auf verschiedenste Arten herstellen: dein Baby auf dem Arm oder im Tragetuch tragen, dich zu ihm ins Bett legen, es zu dir unter die Bettdecke nehmen, es stillen oder beim Fläschchengeben ganz nah sein. Auch Hautkontakt kann sehr beruhigend wirken. Vor allem in den ersten Wochen nach der Geburt wird das Nacktkuscheln von Eltern und Experten wärmstens empfohlen. Unter der gemeinsamen Decke wird beiden nackt oder leicht bekleidet nicht so schnell kalt. Das ist auch für den Papa eine schöne Möglichkeit, die Bindung zu intensivieren. Geschwister könnten durch Kuscheln mit Hautkontakt ebenso eine stärkere Bindung erfahren.

Der Kinderarzt Dr. Harvey Karp hat die sogenannte »Kuscheltherapie«[3] entwickelt, in der er empfiehlt, körperliche Nähe mit anderen Beruhigungstechniken je nach Bedarf zu verbinden – zum Beispiel mit Pucken, Stillen oder Wiegen. Diese Techniken sind teilweise seit hunderten von Jahren erprobt. In den meisten Fällen versprechen sie Erfolg. Wichtig ist, dass sie richtig angewendet werden. Wenn eine Technik allein dein Baby nicht zur Ruhe bringt, dann probiere eine andere oder kombiniere sie mit ein, zwei anderen Methoden. Nützt auch das nichts, sind vielleicht Störfaktoren im

Spiel: Das Baby ist noch nicht müde, hat Bauchschmerzen oder wird krank. Vielleicht ist es auch zu aufgekratzt oder steckt gerade mitten in einem Entwicklungsschub. Je länger du dein Baby kennst, desto besser wirst du es auch verstehen lernen und desto größer ist dein Arsenal an Beruhigungstechniken.

Begrenzen und Pucken

Pucken ist eine Wickeltechnik für die ersten Lebensmonate, bei der Babys eng in ein Tuch oder einen speziellen Pucksack eingebunden werden. Viele Babys halten sich durch Strampeln und permanente Bewegungen der Gliedmaßen wach. Dadurch, dass du deinem Schatz ein enges Nestchen baust oder ihn eben in ein Tuch wickelst, kannst du dem entgegenwirken. Diese altbekannte Wickelmethode ahmt den Mutterleib ziemlich gut nach und bietet deinem Baby Begrenzung. Dadurch wird von manchen Kindern die sichere Rückenlage auch eher akzeptiert.

Das Pucken hilft deinem Kind nicht nur beim Einschlafen, sondern sorgt auch für einen ruhigeren Schlaf. Der Grund: Es verhindert den Moro-Reflex – auch Klammerreflex genannt. Wenn ein Säugling ruckartig nach hinten fällt bzw. zu schnell in die liegende Position gebracht wird, zucken die Arme, die Finger werden gespreizt und der Mund öffnet sich. Der Moro-Reflex ist wichtig, um die Luftröhre zu öffnen, wenn das Neugeborene zu ersticken droht. Bei vielen Babys setzt er auch ein, wenn sie sich erschrecken. Wird ein Baby in der Nacht leicht wach, kann es durch diesen Reflex gänzlich aus dem Schlaf gerissen werden. Das Einwickeln verhindert das Zucken der Gliedmaßen. Dieser Reflex entwickelt sich ca. in der neunten Schwangerschaftswoche und verliert sich erst, wenn das Kind drei bis vier Monate alt ist.

Durch Pucken kann die Schreidauer gesenkt werden und bei Koliken beruhigen sich die Kleinen eher. Es ist deshalb eine beliebte Methode bei Schreibabys. Es unterstützt aber auch Kinder mit Neonatalem Abstinenzsyndrom (Entzugssymptomatik bei Neugeborenen, wenn die Mutter Drogen nahm) oder bei neonatalen Hirnschäden. Frühchen hilft eine Form des lockeren Puckens, um die noch schwachen Arme besser halten zu können. Die Hände werden nahe am Mund platziert, damit sie sich besser selbst beruhigen können.

Wenn das Pucken zur Beruhigung allein nicht ausreicht, dann kombiniere es mit Singen, beruhigenden Lauten, zärtlichen Berührungen oder anderen Beruhigungstechniken. Doch Achtung: Nicht alle Babys mögen das enge Pucken und nicht jedes Baby darf so eng eingewickelt werden. Babys mit Hüftfehlstellungen etwa sollen nicht gepuckt werden. Oft wird empfohlen, die Beine generell nur locker einzuwickeln oder frei zu lassen, um einer Fehlstellung der Hüfte auch vorzubeugen. Sollte sich das Baby zu sehr dagegen wehren, ist es wohl nicht die richtige Methode.

Babys sollten nur gepuckt werden, wenn man sie Schlafen legt. Zu langes und häufiges Einwickeln schränkt die wichtige Bewegungsfreiheit ein und kann zu einer verlangsamten motorischen Entwicklung führen. Bei zu häufigem Einwickeln leidet auch der Haut-zu-Haut-Kontakt zu den Eltern. Bei Übermüdung ist es allerdings praktisch, wenn du deinem Schatz hilfst, das Zappeln einzustellen.

Hier ein paar wichtige Punkte zum Pucken:

- Pucken ist ein gutes Hilfsmittel zum Schlafen.
- Tagsüber braucht dein Baby genügend Bewegung und Hautkontakt.
- Beobachte dein Baby, wie eng es wirklich gepuckt werden möchte.
- Lass den Beinen noch Strampelfreiheit.
- Das eingewickelte Baby sollte ungehindert atmen können.
- Pass auch auf, dass es nicht überhitzt und keine Gliedmaßen abgedrückt werden.
- Bei Fieber darfst du nicht pucken.
- Keinesfalls darf dein Kind gepuckt auf dem Bauch schlafen, da sich die Gefahr des plötzlichen Kindstods erhöht.

Wie lange du das Pucken anwenden solltest, ist individuell. Diese Methode eignet sich maximal, bis sich das Baby selbstständig auf die Seite drehen kann. Das ist um den dritten bis vierten Lebensmonat der Fall. Vielleicht zeigt sich in dieser Zeit, dass sich dein Baby auch ohne die Enge beruhigen kann. Manche Eltern verzichten schon nach sechs bis acht Wochen langsam darauf. Spätestens um den sechsten Lebensmonat soll ein Kind nicht mehr gepuckt werden.

Und so funktioniert das Pucken:

Nimm ein quadratisches Tuch, das in etwa doppelt so lang ist wie dein Baby. Lege es aufs Bett oder auf den Boden, sodass jeweils die Ecken nach oben und zur Seite zeigen. Lege die obere Ecke auf die Tuchmitte. Dann positioniere dein Baby rücklings darauf, sodass der Kopf über die obere Kante ragt.

Lege den rechten Arm des Babys locker an seinen Körper. Dann schlage die entsprechende Seite des Tuches straff und gerade über den Körper des Babys und klemme sie darunter fest. Lege nun sanft den linken Arm an den Körper des Babys und schlage die untere Hälfte des Tuches nach oben. Zuletzt ziehst du die übriggebliebene Tuchseite straff über den linken Arm des Kindes. Fixieren kannst du sie einfach unter dem Körper. Du könntest die Beine jedoch auch offenlassen, damit dein Baby noch strampeln kann.

Wie straff du das Ganze ziehst, musst du ausprobieren. Manche Babys mögen es straff, andere lieber etwas lockerer. Das Pucktuch sollte jedenfalls nicht zu fest sitzen, damit dein Kind in Ruhe weiteratmen kann. Falls du dein Baby in dieser Position zum Schlafen hinlegst, achte darauf, dass sich das Tuch nicht lockern kann, da es sonst eine potentielle Gefahrenquelle ist.

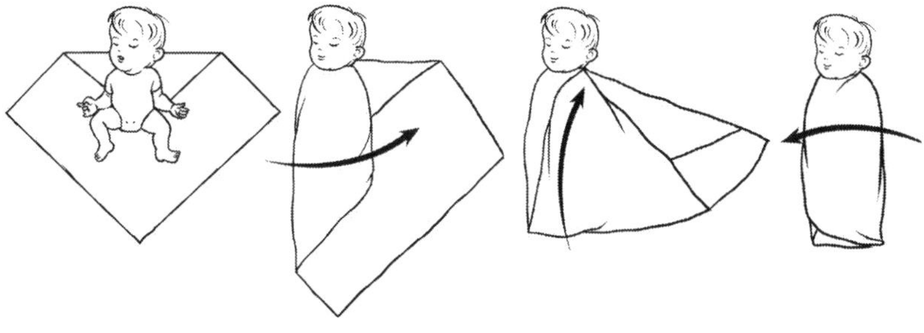

Bild 1: Das Baby wird beim Pucken so eingewickelt, dass es durch die Begrenzung leichter zur Ruhe kommt

Die passende Einschlafposition

Statistiken zum plötzlichen Kindstod (siehe auch S.38) besagen, dass die sicherste Schlafposition für ein Baby die Rückenlage ist. Die Bauchlage ist die potentiell gefährlichste Position. Leider schlafen viele Babys und vor allem Neugeborene in der Bauch- oder Seitenlage am besten ein, da dies eher der Fötushaltung entspricht. Ungefähr ab der 19. Lebenswoche können sich Babys selbständig vom Bauch auf den Rücken und umgekehrt drehen. Jüngere Säuglinge haben also den Nachteil, dass sie sich aus einer für sie gefährlichen Schlafposition nicht selbst befreien können. Ein Vorteil liegt darin, dass sie sich selbst auch nicht in eine solche Position bringen können, wenn du entsprechende Vorkehrungen triffst.

Kann dein Baby in Rückenlage nicht einschlafen, gibt es folgende Alternativen:

1. Die Seitenlage ist bitte nur anzuwenden, wenn dein Baby in Rückenlage wirklich sehr schlecht schläft. Bette es dazu in die Seitenlage und begrenze seine Lage vor Bauch und Brust mit einer eng zusammengerollten Decke oder einem Handtuch (sicherstellen, dass sie nicht aufgehen können). So kann dein Kleines während des Schlafens nicht auf den Bauch kullern. Es gibt auch spezielle Seitenlagerungskissen, die dein Baby gefahrlos in der Seitenlage halten können.
2. Lasse dein Baby in Bauchlage einschlafen und drehe es danach sanft auf den Rücken. Am besten wartest du mindestens 20 Minuten. In dieser Zeit erreicht ein Baby durchschnittlich die Tiefschlafphase.

Vor allem in den ersten Lebensmonaten schlafen Babys auch gern auf dem Arm oder im Tragetuch ein. Ist ein Baby korrekt darin platziert, hat es eine perfekte Schlafposition. Auch hier solltest du die 20 Minuten lang warten, bevor du es ins Bett legst. Dort kannst du es über die Seitenlage langsam in Rückenlage drehen. Das hat den Vorteil, dass die Nackenmuskulatur weniger belastet wird und dass der Moro-Reflex nicht ausgelöst wird. Legst du das Baby sofort in Rückenlage ab, zuckt es eventuell zusammen und wird dadurch wach.

Beruhigungslaute und Singen

Das Neugeborene ist an einen konstanten Geräuschpegel gewöhnt. Als Fötus hat es deine Körpergeräusche wahrgenommen. Auch die Stimme von Mama, Papa und Geschwistern kennt das Kind bereits aus dem Mutterleib. Daher ist die vorherrschende Stille im Kinderzimmer für sie oft fremd und beängstigend. Mit deinem Baby zu sprechen oder ihm etwas vorzusingen hat einen sehr beruhigenden Effekt. Wenn du während des Stillens oder Fläschchengebens immer wieder beruhigende Laute machst, dann assoziiert das Baby diese Laute später mit etwas Positivem und lässt sich auch ohne Nahrung davon beruhigen.

»Schhh«- Laute sind besonders geeignet. Sie erinnern das Baby an vertraute Geräusche, die es im Mutterleib hören konnte.

Einen ähnlichen Effekt erzielst du mit sanfter Musik oder Herztönen. Auch das sogenannte »Weiße Rauschen« kann helfen. Hiermit werden zischende Geräusche nachgeahmt, die entstehen, wenn Blut durch Arterien strömt. Es gibt auch Eltern, die zu laufendem Staubsauger, Dunstabzug, Föhn oder ähnlich klingenden Geräten greifen, um das Baby zum Einschlafen zu bringen. Vielleicht fragst du dich: »Ist das nicht viel zu laut?« Wenn die Geräte in einigem Abstand zum Baby positioniert werden, dann nicht. Tatsächlich liegt die Lautstärke des Blutstroms in der Gebärmutter zwischen 80 und 90 Dezibel. Staubsauger sind meist leiser. Trotzdem sollten die Geräte nicht neben Babys Ohr liegen. Nahezu all diese Alltagsgeräusche kannst du auch online abrufen. Die Schhh-Laute kannst du ruhig auch mit mehr Intensität ausführen, wenn du sie selbst erzeugst.

Tragen und Wiegen

Manche Babys sind nur auf diese Art zum Schlafen zu bewegen. Das kann für Eltern schon mal lästig sein, ist aber nichts Ungewöhnliches. Es gibt Natur-Völker, die ihre Babys den ganzen Tag mit sich herumtragen und sie teilweise bis zu hundertmal am Tag stillen. Diese Babys schreien fast nie und wachsen zu selbstbewussten, ausgeglichenen Erwachsenen heran. Wird eine Babytrage oder ein Tragetuch richtig angewendet, ist es auch für die Eltern rückenschonend und kräftesparend.

Babys sind rhythmische Bewegungen aus dem Mutterleib gewöhnt. Daher sind Tragen, Wiegen und Schaukeln perfekt, um deinem kleinen Schatz eine Wohlfühlumgebung zu schaffen. Hilfreich können Hängematten, Babywippen und Wiegen sein – vor allem, wenn man selbst körperlich erschöpft ist. Am besten funktioniert diese Beruhigungsmethode jedoch im Zusammenhang mit körperlicher Nähe – ob mit oder ohne Tragehilfe. Du kannst dein Baby auf dem Arm halten, hin und her gehen oder auch langsam tanzen. Auf diese Weise kannst du vielleicht sogar einige Haushaltsarbeiten erledigen. Ich hatte bei meiner Tochter in den ersten zwei Lebensmonaten den besten Erfolg mit einem Gymnastikball. Ich saß darauf, hüpfte sanft auf und ab und sang ihr dabei etwas vor. Manche Eltern schwören auch auf einen Schaukelstuhl oder das Wippen im Stillstuhl.

Mit wachsendem Alter und Gewicht ist es natürlich auch körperlich anstrengender, dein Baby in den Schlaf zu tragen. Vor allem, wenn du es vor der Brust hältst. Das Tragen mit dem Tuch auf dem Rücken ist dann eine kräfteschonende Variante, die man je nach Physis noch über das erste Lebensjahr hinaus praktizieren kann. Nach den ersten drei Monaten wird es meistens etwas einfacher mit den Kindern, da sie schon mehr von ihrer Umwelt wahrnehmen. Manchmal lassen sie sich leichter schlafen legen, manchmal sorgt aber ein Schub dafür, dass sie wieder extra anhänglich werden. Sensible Babys brauchen generell mehr Nähe. Hier kannst du jedoch beginnen, die Einschlafrituale zu überdenken und anzupassen, da sie sich noch leichter umgewöhnen lassen. Überlege, ob und ab wann du eine Alternative zum Tragen und Wiegen suchen möchtest.

Saugen, Stillen und Nuckeln am Fläschchen

Babys werden nicht nur zur Nahrungsaufnahme gefüttert, sie beruhigen sich auch durch das Saugen an Brust oder Flasche. Es gehört seit Urzeiten zu ihrer Überlebenstaktik. Einige Stillmamis lassen ihr Kind neben sich schlafen. Wann immer es will, kann es »andocken« und sich satt trinken oder in den Schlaf nuckeln. In den ersten Lebensmonaten ist das eine gute Methode zur Beruhigung. Das hat auch den Vorteil, dass Mama schnell wieder in den Schlaf findet. Beim Füttern mit der Flasche ist das etwas schwieriger, weil sie nachts erst zubereitet werden muss.

Ein Baby Tag und Nacht in den Schlaf zu stillen oder nuckeln zu lassen, ist jedoch nicht immer möglich. Manchmal wird Mama die Tröster-Rolle auch schlicht zu viel. Wir Eltern können dies ausgleichen, indem wir unserem Baby Alternativen anbieten. Wir können ihm ein Fläschchen mit ins Bettchen geben oder es an einen Schnuller gewöhnen. Aber Achtung: Ab den ersten Zähnchen kann dein Baby Nuckelkaries von der Muttermilch bekommen, wenn es länger als 30 Minuten am Stück trinkt. Das gilt auch für Muttermilch-Ersatznahrung. In der Folge verfaulen die kleinen Zähnchen.

Zur Verwendung eines Schnullers gibt es gegenläufige Meinungen. Viele Experten sprechen sich durchaus dafür aus, weisen jedoch daraufhin, dass der Schnuller am besten im fünften bis sechsten Lebensmonat wieder abgewöhnt werden sollte. Der Grund: Ab diesem Alter beginnen die Kinder immer mehr, ein Bewusstsein zu entwickeln. Im Zuge dessen bauen sie oft auch eine emotionale Beziehung zum Schnuller auf. Deshalb ist das Abgewöhnen bei älteren Babys schwieriger. Da Babys ab ca. vier Monaten auch an ihren Fingern und Daumen lutschen können, bietet sich hierin eine natürliche Alternative zum Schnuller. Dabei ist allerdings zu bedenken, dass das Daumenlutschen noch schwerer abzugewöhnen ist als der Schnuller. Manche Kinder stecken noch bis zum Vorschulalter den Daumen in den Mund. Ab spätestens zweieinhalb Jahren sollte der Schnuller gänzlich abgewöhnt werden, da es ansonsten zu Fehlstellungen im Gebiss kommen kann. Hierzu gibt es viele schöne Rituale, die den Abschied erleichtern können (Schnullerfee, Schnullerbaum oder Weitergabe an ein Baby).

Einen Schnuller zur Beruhigung einzusetzen, ist für viele Eltern eine große Entlastung. Er ist oft ein zuverlässiges Hilfsmittel, um ein Baby zu trösten. Vor allem Mütter, deren Babys viel zur Beruhigung gestillt werden wollen, werden dadurch entlastet. Allerdings raten Hebammen und Stillberater dazu, einen Schnuller erst vier bis sechs Wochen nach der Geburt einzuführen. Sonst kann es zu Saugverwirrung kommen. Die meisten Kinder akzeptieren dieses Hilfsmittel auch. Allerdings solltest du keinen Zucker und schon gar keinen Honig auf den Nuckel tun, damit dein Kind ihn annimmt. Das Naturprodukt ist für Babys gefährlich. Es kann ein paar Anläufe dauern, bis dein Kind sich an das Schnuller-Gefühl gewöhnt und dieses Hilfsmittel gut im Mund behalten kann. Zwinge dein Baby nicht, den Schnuller im Mund zu behalten. Es sollte ihn jederzeit entfernen können. Versuche eher dem Baby zu zeigen, dass es daran nuckeln kann, um sich zu beruhigen.

Wenn dein Kind gut mit dem Schnuller eingeschlafen ist, braucht es ihn auch nicht mehr. Er kann ruhig herausfallen oder du entnimmst ihn vorsichtig. Behalte ihn nachts aber in Reichweite, wenn dein Kind wieder nach Beruhigungsnuckeln verlangt. Lehnt dein Kind einen Schnuller vehement ab, musst du leider einen anderen Weg finden. Als Alternative zum Schnuller kann zum Beispiel ein Tuch oder ein Nuckelpüppchen verwendet werden.

Licht und Wärme

Vor allem Wärme kennt das Baby aus dem Mutterleib. Es kann in einer warmen Umgebung gut entspannen. Vor dem Einschlafen hilft es, ein bisschen Abendsonne oder Infrarotlicht zu tanken. Die ideale Schlaftemperatur für Babys liegt zwischen 16 und 18 Grad. Hier kommt es jedoch auf die Schlafverhältnisse an. Im eignen Bett kann es für manche Kinder zu kalt sein, im Familienbett jedoch passen. Als Alternative könnt ihr das Schlafzimmer etwas wärmer heizen und die Heizung herunterdrehen, sobald euer Schatz im Bett ist. Auch Heizstrahler beim abendlichen Wickeln in einem kalten Raum sind zu empfehlen. Oder ihr wärmt das Bett mit einer Wärmflasche, einem Kirschkernkissen oder ähnlichem an. Ein kaltes Bettchen kann so manches Baby wieder aufwecken, wenn es schlafend hineingelegt wird. Für meine Tochter habe ich gern die Matratze im Kopfbereich mit den Händen kurz angewärmt.

Warme Farben im Kinderzimmer können ebenfalls beruhigend wirken. Ein rötlicher Wiegenhimmel über dem Babybettchen erinnert an die Lichtverhältnisse im Mutterbauch. Gedämpftes Licht zum Einschlafen sorgt für eine gute Schlafatmosphäre. So ist der Übergang von Mamas oder Papas Armen in das Bettchen nicht zu abrupt und wird eher angenommen. Kannst du das Zimmer zum Schlafen nicht richtig verdunkeln, gibt es einen kleinen Trick: Lege dem Baby eine Stoffwindel über Stirn und Augen. Diese Methode funktioniert nicht nur bei Singvögeln. Natürlich ist das nur sinnvoll, solange dein Baby noch nicht motorisch ausgereift genug ist, die Windel mit seinen Händchen über das Gesicht zu ziehen.

Manchmal auch: Rausgehen oder Autofahren

Studien haben gezeigt, dass frische Luft tatsächlich zu einem guten Nachtschlaf beiträgt. Es ist immer gut, wenn Kinder tagsüber viel draußen unterwegs sind. Auch abends vor dem Zubettgehen kann das manchmal hilfreich sein, wenn ihr euch in eine verfahrene Schreisituation manövriert habt. Die kannst du relativ gut durch einen Wechsel der Umgebung aufbrechen. Oft wirken Umgebungsgeräusche wie Straßenverkehr oder Unterhaltungen in Cafés auch beruhigend auf Babys. In Trage oder Kinderwagen schläft es vielleicht schon nach zehn Minuten tief und fest. Dann kannst du es später problemlos in sein Bettchen umbetten.

Vor allem hilft der Gang nach draußen auch dir, um auf andere Gedanken zu kommen. Oft ist die Einschlafsituation schon so eingefahren, dass man kurz davor ist, die Nerven zu verlieren. Bevor das passiert, dreht also eine Runde an der frischen Luft und sammelt neue Energie für einen weiteren Versuch. Autofahren gilt als der Klassiker, um ein Kind zum Schlafen zu bringen. Die rhythmischen Bewegungen und die Motorengeräusche wirken geradezu hypnotisch auf ein Baby. Allerdings würde ich dazu raten, dies nur in einer Notsituation zu tun: Wenn dein Kleines absolut nicht anders zu beruhigen ist. Zum einen ist es aufwändig, zum anderen kann sich das Baby daran als Einschlafritual gewöhnen. Dann wird es das immer wieder wollen und erst recht schreien, wenn es ohne Autofahren einschlafen soll. Beim Autofahren könntest du auch leise ein Hörbuch hören, um die Zeit für dich sinnvoll zu nutzen. Vielleicht schläft dein Baby dadurch dann noch besser ein. Du könntest auch versuchen, ein Lied oder eine Geschichte während des Autofahrens zu beginnen und deinem Baby im Zimmer weiterlaufen zu lassen. Wenn es immer das Gleiche ist, könnte dein Kleines auch bald ohne Auto damit einschlafen. Einen Versuch ist es wert.

Einschlafrituale und deren Wirkung

Rituale bieten Kontinuität und geben deinem Baby Sicherheit. Vor allem in den ersten Monaten seines Lebens muss ein Kind erst einmal in der Welt außerhalb des Mutterleibes ankommen. Zuviel Aufregungen und Überraschungen sollten vermieden werden. Auch in späteren Jahren wissen Kinder Kontinuität zu schätzen. Du wirst schnell sehen, dass wiederholende Rituale deinem Baby helfen, sich zu entspannen und sich fallen zu lassen. Das ist sehr wichtig, um gut in den Schlaf zu finden.

Rituale können unterschiedlich sein. Sie sollten nur gut reproduzierbar sein und auf das Schlafen einstimmen. Plane dafür am besten 30 bis 45 Minuten ein – unaufgeregt, mit Ruhe und Bedacht. An manchen Abenden wirst du diese Zeit brauchen, um deinem Kind nach einem aufregenden oder anstrengenden Tag einen Ruhepol zu bieten. Und auch du selbst bist dadurch entspannter, wenn du dir dafür mehr Zeit reservierst.

Bei uns dauerte solch ein Ritual rund 40 Minuten bis zu einer Stunde – je nachdem, ob gebadet wurde oder nicht. Dabei wickelte mein Partner unsere Tochter, cremte sie ein, zog den Pyjama an und legte sie ins Bett. Ich war für das Putzen der Zähne und das Stillen zuständig. Abwechselnd las einer von uns vor und stellte die Spieluhr mit einer beruhigenden Melodie an. Das Stillen konnte ich leider nicht abgeben, da unsere Kleine die Milch aus der Flasche nicht sonderlich mochte. Und manchmal lag ich auch noch länger mit ihr im Bett, bis sie tief genug eingeschlafen war und ich mich herausschleichen konnte. Das dauerte unterschiedlich lange und zähle ich nicht zur Ritual-Zeit dazu. Manchmal schlief ich auch selbst gleich mit ein.

Baden

Am Abend warm zu baden oder zu duschen hilft auch Erwachsenen, besser in den Schlaf zu finden. Wenn dein Baby ein warmes Bad mag, kann das Teil eines Einschlafrituals sein – nur leider nicht täglich. Ab ca. sechs bis acht Wochen kann man einen Säugling ein- bis zweimal die Woche baden. Die ideale Wassertemperatur liegt bei 37 bis 38 Grad Celsius. Mit einem Badethermometer kannst du das gut kontrollieren. Die Raumtemperatur sollte ebenfalls warm sein, da das nasse Baby schnell friert, wenn man es aus der Wanne nimmt. Badezusätze brauchst du eigentlich nicht. In den ersten Monaten eignet sich jedoch etwas Pflegeöl für Babys. Einfaches Sonnenblumenöl tut es auch. Wenn die Möglichkeit besteht, kannst du auch Muttermilch ins Badewasser tun. Sie pflegt die Haut des Kindes. Wenn dein Schatz genügend Haare hat, dass sich eine Haarwäsche lohnt, könntest du zu einem milden Babyshampoo greifen. Das ist in jeder Drogerie erhältlich. Zu beachten ist, dass ein Baby nicht mit vollem Magen gebadet werden sollte.

Eincremen oder Babymassage

Studien haben gezeigt, dass Babys, die 15 Minuten pro Tag massiert werden, weniger weinen, kontaktfreudiger sind und oft auch schneller zunehmen. Baby- und Kindermassagen fördern den Bindungsprozess und die geistige und sensorische Entwicklung. Im Anschluss an das abendliche Baden oder Wickeln eignen sich Eincremen oder regelmäßige Massagen also perfekt, um dein Kind zu entspannen. Ein- und Durchschlafen werden gefördert. Kinder können dadurch eine Fähigkeit zur Entspannung entwickeln, die lebenslang anhält. Auch die Mutter oder der Vater können dabei zur Ruhe kommen und entspannen. Massagen können bis ins Schulalter zu einem wichtigen Element zwischen Eltern und Kind werden. Viele Eltern berichten, dass ihre Kinder Sorgen und die Lasten des Alltags viel besser zur Seite legen können, wenn sie abends massiert werden. Außerdem werden Kinder so als Baby schon mit diesen Berührungen vertraut gemacht. Manchmal kann es dann schon reichen, deinem Kind sanft über den Rücken zu streichen, damit es einschläft.

Es gibt spezielle Massagen, die Kolik-Babys helfen und ihre Symptome mildern. Auch Trennungsängste, Hautprobleme, Blähungen oder Beschwerden, die vom Zahnen herrühren, können dadurch gelindert werden. Eine Babymassage sollte am besten in warmer Umgebung stattfinden. Die Muskulatur des Babys sollte vor der Massage angewärmt und leicht aufgelockert werden. In Massagekursen für Babys kannst du lernen, wie du die Nerven deines Säuglings am besten stimulierst. Wichtig sind die Verwendung von Massageöl und zärtliche, sich wiederholende Bewegungen.

Zu Beginn des Rituals solltest du deinem Baby in die Augen blicken und dich seiner Aufmerksamkeit versichern. Dann erkläre ihm kurz, dass es nun eine Massage bekommt. Du kannst zum Beispiel mit einer Gesichtsmassage beginnen. Dabei streichst du mit der Hand sanft von der Nase bis zu den Wangen und danach von der Stirn bis zur Schläfe. Anschließend kannst du dich Bauch und Oberkörper widmen. Streiche mit beiden Händen gleichzeitig von der Mitte der Brust bis zu den Seiten oder massiere den Bauch mit übereinandergelegten Händen im Uhrzeigersinn. Bei Armen und Beinen kannst du das sogenannte »Auswringen« anwenden. Einfach den Arm in beide Hände nehmen und zärtlich »wringende« Bewegungen von der Schulter in Richtung Handgelenk vollziehen. Bei den Beinen machst du dasselbe vom Oberschenkel Richtung Fußgelenk. Zum Abschluss kannst du den Rücken massieren. Mache streichende Bewegungen mit beiden Händen von der Schulter bis zum Po. Anschließend von einer Seite des Rückens zur anderen. Da Babys während der Massage nicht gern flach auf dem Bauch liegen, solltest du dein Kind über deinen Oberschenkel legen.

Ob dein Schatz eine Rückenmassage mag, wird er dir zeigen. Prüfe auch vorsichtig, wie viel Druck du beim Massieren aufwenden kannst. Manche Babys mögen es eher sanft, andere finden mehr Druck schöner. Abschließend wird empfohlen, die Hände sanft auf dem Baby ruhen zu lassen. Das signalisiert ihm, dass die Massage jetzt vorbei ist. Dazu kannst du singen oder sanft mit deinem Schatz sprechen. Genieße dieses innige Ritual mit deinem Baby und verschönere ihm damit das Schlafengehen.

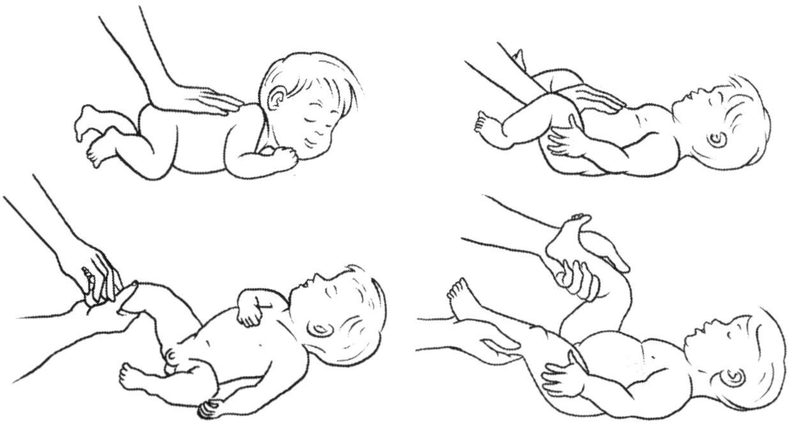

Bild 2: Sanfte Berührungen und Streichbewegungen beruhigen dein Baby

Kuscheln

Körperliche Nähe – idealerweise Haut an Haut – schenkt deinem Baby viel Geborgenheit. Es fühlt sich dann pudelwohl. Täglich fünf oder zehn Minuten kuscheln vor dem Einschlafen oder zum Einschlafen sollte in einem Zu-Bett-geh-Ritual nicht fehlen. Gerade im vierten Trimester ist Nähe sehr wichtig. Dadurch verstärkt sich das sogenannte Bonding, die Bindung zwischen Eltern und Baby. Durch den intensiven Kontakt wird auf beiden Seiten das Kuschel- und Bindungshormon Oxytocin ausgeschüttet, was sich positiv auf das Sozialleben in der Familie auswirkt. Je mehr Geborgenheit und Sicherheit das Kleine durch seine Bezugspersonen vermittelt bekommt, desto sicherer und bestätigter fühlt es sich. Ängste, verlassen zu werden, haben da keine Chance. So entsteht natürliche Selbstsicherheit.

Besonders für kleinere Babys und Neugeborene ist enger Körperkontakt sehr wichtig. Je älter Kinder werden, desto mehr tolerieren sie in der Regel körperliche Distanz, was natürlich auch vom Temperament abhängt. Einem Kind von 12 oder 14 Monaten reicht es oft, die Eltern dicht bei sich zu wissen und Berührung zu spüren. Allerdings sind Kinder da sehr unterschiedlich und das Schlafverhalten kann sich verändern. Auch Veränderungen im Alltag, zum Beispiel die Eingewöhnung in die Kita oder die Geburt eines Geschwisterkindes, können sich auf den Nachtschlaf auswirken. Plötzlich braucht dein Kind phasenweise mehr Nähe und Streicheleinheiten. Es empfiehlt sich also, auf die Signale des Kindes zu achten.

In der Hektik unseres Alltags kommt das Kuscheln ohnehin oft zu kurz, ohne dass es uns auffällt. Es ist daher schön, dieses Ritual am Abend einzuführen, um deinem Kleinen diese Extraportion Nähe zu garantieren.

Singen

Babys lieben Gesang und die Stimmen ihrer Eltern. Ganz egal, wie schief du singst, sie werden nicht genug davon bekommen. Vor allem in den ersten Lebensmonaten lassen sich Kinder dadurch sehr gut beruhigen und in den Schlaf begleiten. Wenn du in deiner Muttersprache singst, machst du deinen kleinen Schatz auch automatisch mit seiner Sprache vertraut. Über das Vorsingen gewöhnen sich Babys an die Sprachmelodie. Dadurch wird es ihnen später leichter fallen, Worte zu verstehen und selbst zu formen. Bereits bevor sie sprechen können, ahmen sie die Worte mit den Lippen nach. Darüber hinaus schult Vorsingen das Gehör und auch den Gleichgewichtssinn. Es wirkt sich auf Körperhaltung und Muskelspannung aus und fördert so bereits früh die Fähigkeiten zum Krabbeln und Laufenlernen.

Lauschen Babys dem Gesang der Eltern oder singen sogar selbst mit, werden verschiedene Glücksbotenstoffe ausgeschüttet – außerdem auch die Stoffe Oxytocin und Melatonin. Letzteres ist wichtig zur Regelung des Schlaf-Wach-Rhythmus. Babys sind auch ganz fasziniert, wenn Papa für sie singt. Wenn es möglich ist, könnte er hin und wieder ein Schlaflied für das Abendritual oder zur Entspannung vortragen. Tiefe Stimmen beruhigen bekanntlich enorm.

Geschichten vorlesen oder ausdenken

Vorlesen oder das gemeinsame Betrachten von Bilderbüchern ist ein Klassiker unter den Zubettgeh-Ritualen. In den ersten Lebensmonaten reagieren Babys eher darauf, wenn sie direkt angesprochen werden. Ab dem dritten bis fünften Lebensmonat sind sie jedoch empfänglich dafür, von den Eltern Geschichten erzählt zu bekommen. Auch wenn sie den Inhalt noch nicht verstehen, lieben sie es, die Stimme der Eltern zu hören und Bilder zu betrachten. Was du ihnen erzählst oder vorliest, ist in den ersten Monaten völlig unerheblich. Hier machen es die Nähe, deine Stimme und die Aufmerksamkeit aus. Auch größere Geschwister können beim Einschlafritual das Vorlesen übernehmen oder sich etwas ausdenken. So fühlen sie sich gut eingebunden.

Zeit zum Vorlesen sollte man sich immer nehmen. Je nach Alter können das ein paar Minuten bis zu einer halben Stunde sein. Wenn dein Kind das Vorlesen nicht so gerne mag, dann spricht über die Bilder, die ihr in dem Buch seht. Erkläre, was gerade getan wird. Wenn du die Bücher nicht selbst kaufen möchtest, kannst du sie in einer Bibliothek ausleihen oder Geschichten aus dem Internet ausdrucken. Man kuschelt sich dicht aneinander und verbringt eine schöne Zeit. Zeige auf die Bilder und benenne sie. Wenn du vorliest, mache auch Bewegungen, die das Gesagte unterstreichen. Deinem Baby wird es gefallen und es wird mitmachen wollen. Auch verstellte Stimmen sind der Hit für die Kleinen. Bücher mit dicken Pappseiten und Erlebniselementen begeistern besonders. Findet für euch die passende Zubettgeh-Geschichte und belebt sie. Mit steigendem Alter kann es anspruchsvoller werden. Bücher werden zu etwas Schönem und so fällt auch der Zugang in der Schulzeit leichter.

Mein Partner und ich begannen bereits während meiner Schwangerschaft, uns gegenseitig aus Büchern vorzulesen. Das Baby sollte sich schon früh an unsere Stimmen gewöhnen. Nach der Geburt habe ich zeitig angefangen, unserer Tochter vorzulesen und die Geschichten lebendig zu gestalten. Damit hatte sie oft schon einen größeren Wortschatz als Gleichaltrige. Heute ist unsere Tochter eine sehr geduldige Zuhörerin, die Bücher sehr gerne mag. Und das Vorlesen vor dem Schlafengehen schätzt sie noch immer.

Fingerspiele oder Reime

Solche Spielereien können gut Situationen auflockern und die Kleinen dazu animieren, selbst Laute zu üben oder die eigene Motorik auszutesten. Allerdings sollte es dabei nicht zu laut, schnell oder wild zugehen. Immer daran denken, dass es ums Beruhigen geht. Fingerspiele eignen sich am besten, um Schlafrituale zu beginnen oder Übergänge zu haben. Du könntest auch die Babymassage mit einem Reim begleiten und so den Sinn für das Sprachverständnis und für Rhythmus schärfen.

> »Wenn kleine Engel schlafen gehen,
> kann man dies am Himmel sehen.
> Für jeden Engel einen Stern,
> doch deinen mag ich besonders gern.
> Schlaf schön mein Schatz.«

Geeignete Einschlafhelfer für Babys

In den ersten Monaten nach der Geburt brauchen Babys eigentlich nur die Nähe der Eltern und ihren Einfallsreichtum beim Zubettbringen. Wer sich selbst ein bisschen entlasten will oder das Baby dabei unterstützen will, allein ins Traumland zu finden, dem stehen einige Helfer zur Seite. Das können Schnuller, Kuscheltiere, Puppen, Kuscheldecken, Schmusetücher oder sanfte Musik aus eigens für Säuglinge entwickelten Music-Boxen sein. Auch atmosphärische Klänge, Naturgeräusche oder Herzklopfen sind tolle akustische Einschlafhelfer. Den positiven Effekt des »Weißen Rauschens« habe ich schon in Kapitel 4 (S. 67) erläutert.

Gute optische Hilfsmittel sind Nachtlichter, die der Dunkelheit ihren Schrecken nehmen. Hier bevorzuge ich warme Lichtfarben. Das ist angenehmer für die Augen und wirkt behaglicher als kaltes, punktuelles Licht. Unser LED-Nachtlicht steckt auch heute noch im Flur und verrichtet gute Dienste. Manche schwören auch auf Einschlaflampen, die sich langsam bewegende Bilder und Muster an die Wände projizieren. Manche Experten halten Nachtlichter für weniger geeignet. Die beweglichen könnten beispielsweise zu viele Reize erzeugen und dein Baby wachhalten. Am besten beobachtest du, ob ein Nachtlicht eher den Schlaf fördert oder dein Baby davon abgelenkt ist und dadurch eher aufwacht. Für das nächtliche Füttern oder Wickeln ist ein kleines Nachtlicht jedenfalls sehr praktisch.

Ab dem sechsten Lebensmonat kannst du auch vertraute Bilder an die Wände hängen – zum Beispiel Bilder von den Eltern. Das kann die Illusion erzeugen, dass ihr über euren kleinen Schatz wacht und ihm Sicherheit gebt. Zeige sie deinem Kind und stelle sicher, dass es dich darauf erkennt und eine Assoziation dazu entwickelt.

Ungeeignete Einschlafhelfer und Einschlaf-Verhinderer

Fernseher & Co.

Manchmal schlafen Neugeborene schneller bei Mama und Papa auf der Couch vor dem laufenden Fernseher ein als in ihrem Bettchen. Dennoch sind Fernseher, Tablet und Co. keine guten Einschlafbegleiter. Die Wissenschaft streitet immer noch darum, ob das bläuliche Licht der Elektronik wirklich wachhält oder nicht. Fakt ist, dass viele Erwachsene oft vor dem TV-Gerät einschlafen. Kinder ticken da jedoch anders. Vor allem für Babys sind die flimmernden Bildchen viel zu aufregend. Babys und Kleinkinder sollten im Zeitraum von zwei Stunden vor dem Zubettgehen nicht fernsehen. Ausnahmen kann es natürlich geben.

Musik

Wenn auf Musik als Einschlafhilfe zurückgegriffen wird, sollte diese vor allem entspannend sein. Laute Musik oder schnelle Rhythmen sind wenig schlaffördernd. Einfache, monotone Stücke eignen sich am besten. Jazz und klassische Musik dagegen haben eine eher stimulierende Wirkung. Das verhindert, dass dein Baby abschalten kann. Meine Favoriten sind Naturgeräusche wie Regen, das Meer oder Waldrauschen. Walgesänge finde ich auch entspannend.

Toben, Hüpfen, Kitzeln

In einem Zubettgeh-Ritual sollten auch Kitzeln, Hüpfen oder wildes Spiel vermieden werden. Wildes Spiel und Toben – allein oder mit den Eltern – ist eher kontraproduktiv. Viele Eltern bezwecken damit, dass sich das Kind richtig austobt und müde macht. Leider ist das ein Trugschluss. Durch die Aktivität wird das Baby eher aufgekratzt und braucht dann sehr lange, bis die Erregung abnimmt. Obwohl es eigentlich müde ist, kommt es dann nicht zur Ruhe. Experten empfehlen sogar, in den letzten vier Stunden vor dem Einschlafen eher auf einen ruhigen Modus zu schalten.

Mein Partner hatte die Angewohnheit, nach einem langen Arbeitstag noch mit unserer Tochter im Bett eine Runde zu spielen oder zu blödeln, bevor sie schlafen ging. Davon wurde sie recht aktiv und leider gar nicht müde. Als wir das bemerkten, legte er sich stattdessen zu ihr zum Kuscheln, Vorlesen oder Erzählen. Dann klappte das Einschlafen besser.

Mobiles und Spielzeuge

Mobiles und Spielzeuge sollten eher der Beschäftigung und haptischen Entwicklung dienen. Als Einschlafhelfer eignen sie sich nicht. Babys lassen sich schnell von Dingen ablenken. Ihre Neugierde und Spiellaune werden geweckt und sie vergessen regelrecht, dass sie müde sind. Natürlich können die Bewegungen und Geräusche eines Mobiles einen Säugling durchaus schläfrig werden lassen. Dabei wird er jedoch auf dieses Einschlafverhalten hin konditioniert. Einen gesunden Schlaf unterstützt das nicht. Ein Mobile ist über dem Wickeltisch daher besser aufgehoben als über dem Babybett.

Uneinigkeit

Wichtig für einen guten Nachtschlaf sind Einschlafrituale – und damit Kontinuität. Diese kann gefährdet sein, wenn sich in einer Partnerschaft die Eltern beim Zubettbringen des Kindes abwechseln. Uneinigkeit ist oft ein Einschlaf-Verhinderer. Hier ist es wichtig, sich abzusprechen und eine gemeinsame Linie zu finden. Wenn zum Beispiel der eine lieber vorliest und der andere lieber das Baby badet, solltet ihr euch für eines entscheiden oder beide Aktivitäten in das Ritual mit einfließen lassen. So bietet ihr eurem Baby einen gewohnten Rhythmus, auch wenn die Bezugsperson wechselt. Das gibt ihm Sicherheit und es kann besser loslassen und in den Schlaf finden.

Unangenehme Einschlafsignale verändern oder abgewöhnen

Vielen Eltern wird das bekannt vorkommen: Ist das Baby noch klein und man selbst vielleicht unerfahren und in ein dünnes Nervenkostüm gewandet, sucht man fieberhaft nach der perfekten Methode, den kleinen Schreihals schnell ins Land der Träume zu schicken. Ist der kleine Winzling dann mit zehn oder zwölf Monaten zu einem wohl genährten Wonneproppen herangewachsen, wird die Einschlafbegleitung manchmal zu Qual. Ist das Baby es gewohnt, auf dem Arm oder in der Trage einzuschlafen, werden Mama oder Papa schnell die Arme lahm oder die Schultern schmerzen. Anders in den Schlaf lullen lassen will sich der kleine Miesepeter aber nicht. Also tapfer die Zähne zusammenbeißen. Aber ist das eine Perspektive für die nächsten zehn oder zwölf Monate?

Das Problem: Kinder brauchen ein Einschlafritual. Es setzt sich zusammen aus wiederkehrenden Signalen, die klar kommunizieren: Bald geht es ins Bett. Ein Beispiel: Du putzt mit deinem Kleinen die Zähne. Es weiß, nach dem Zähneputzen folgt eine Massage. Danach wird gewickelt und der Schlafanzug angezogen. Dann geht es ins Bett und nach der Gutenachtgeschichte wird geschlafen. Das letzte und entscheidende Signal für dein Baby kündigt an: Jetzt ist schlafen angesagt. Das können verschiedene Aktionen sein: Zudecken, Vorsingen oder Musik aus dem CD-Player vorspielen.

Schwierig wird es, wenn die Kinder gewisse Einschlafsignale eingeführt haben, die den Eltern Unbehagen bereiten. Dabei ist zu unterscheiden zwischen bewusst und unbewusst eingeführten Gewohnheiten. Bewusste Signale – meist die der Eltern – sind zum Beispiel das Tragen, das Herumfahren im Kinderwagen oder das Einschlafstillen bzw. Gute-Nacht-Fläschchen. Unbewusste Signale sind zufällig entstanden. Etwa wenn dein Baby in deinem Gesicht, an deinen Haaren oder an deiner Brust herumfummelt. Auch Gesten wie »In-den- Schlaf-streicheln« können ungeplant aus dem Moment heraus entstehen. Am Anfang freut man sich, so ein tolles Signal entdeckt zu haben oder man erduldet es in der Gewissheit, dass man bald seinen Feierabend genießen kann.

Das perfekte Alter, diese Einschlafgewohnheiten und Signale in die richtige Richtung zu lenken, liegt bei ca. sechs Monaten. Ab diesem Zeitpunkt sind oft auch manche Rituale nicht mehr altersangemessen. Je älter das Baby wird, desto mehr ist es darauf konditioniert, bei einem bestimmten Signal einzuschlafen. Viele Eltern verpassen diesen Moment jedoch oft aus Unwissenheit oder auch Bequemlichkeit. Denn wenn man das Signal verändert, stößt das seitens des Babys auf wenig Gegenliebe. Es protestiert und weint. Nach einem harten Tag ist das das Letzte, was man gebrauchen kann. Also bleibt man beim gewohnten Signal.

Je älter das Baby wird, desto behutsamer muss man vorgehen, wenn man eine Gewohnheit verändern oder austauschen will. Wichtig ist, alle anderen Signale des Einschlafrituals beizubehalten. Wenn du zum Beispiel dein Baby nicht mehr in den Schlaf tragen willst, kannst du folgendes versuchen: Trage das Baby wie gewohnt, aber nur wenige Minuten. Danach setzt du dich aufs Bett, mit dem Kleinen auf dem Arm. Dein Baby wird aus seiner Einschlafroutine gerissen und wird dagegen protestieren. Also stehst du wieder auf und trägst es ein paar Minuten. Danach setzt du dich wieder hin. Wenn du dieses veränderte Signal ein paar Tage lang machst, wird im Gehirn des Babys das Signal des Tragens gegen das Signal des Auf-dem-Bett-Sitzens ausgetauscht. Hier ist eine Menge Durchhaltevermögen gefordert.

Wenn dein Kind dein Gesicht kneift oder an deiner Brust spielt, um in den Schlaf zu finden, kannst du folgendes probieren: Besorge dir ein Kuscheltier mit Lederohren oder ähnlichem. Wenn dein Baby dann an dir herumfummeln will, halte ihm das Kuscheltier hin. Spielt dein Schatz gern mit deinen Haaren, dann kann eine Echthaarpuppe Abhilfe schaffen, die du ihm stattdessen anbietest. Auch hier wird das Baby protestieren, sich aber irgendwann an den Ersatz gewöhnen.

Auch das Einschlafstillen oder -füttern wird vielen Müttern mit der Zeit zu viel – vor allem, wenn es sehr lange dauert. Zudem kann eine Milchmahlzeit, die länger als eine halbe Stunde dauert, die Zähne schädigen. Als Alternative bieten sich hier zum Einschlafen der Schnuller oder ein Tuch zum Nuckeln an. Du solltest natürlich trotzdem bei deinem Schatz liegenbleiben und ihm die Nähe spenden, die er auch beim Stillen bzw. Fläschchengeben gespürt hat. Achte hierbei darauf, ob das Einschlaf-Füttern wirklich nur eine Gewohnheit ist oder ob dein Kind tatsächlich noch ein Bedürfnis nach Nahrung hat. Orientiere dich hier am besten an den gängigen Stillempfehlungen.[4] Bei unserer Tochter ersetzten wir das nächtliche Stillen zunächst durch eine Flasche mit Wasser, als sie nur mehr einmal nachts kurz trinken wollte. Wir lagen dabei in Stillhaltung und sie trank ihr Wasser. Nach einiger Zeit reichte das Kuscheln aus, damit sie wieder einschlief.

Einschlafstillen und nächtliches Stillen oder Füttern

Stillen und das Saugen an der Flasche sind ein ultimatives Mittel, um dein Baby ins Traumland zu befördern. Beim Stillen werden Wohlfühlhormone freigesetzt, das Baby genießt die Nähe, fühlt sich sicher und geborgen. Das ist für einen Säugling der natürlichste Weg, um einzuschlafen. Dementsprechend schadet es weder einem Baby noch einem Kleinkind, das noch gestillt wird. Bei Kindern, die nicht gestillt werden, erfüllt das Füttern mit der Flasche den gleichen Effekt. Besonders in den ersten drei Lebensmonaten dösen Babys bei fast jeder Milchmahlzeit weg.

Wie bei allen Schlafritualen lernt das Baby schnell, Stillen bzw. Fläschchen und Einschlafen miteinander zu assoziieren. Wenn du allerdings willst, dass dein Kind ohne die Nahrungsquelle einschlafen kann, solltest du diese Assoziation schon so früh wie möglich aufbrechen.

Eine Methode dazu ist folgende: Wenn du merkst, dass dein Baby beim Stillen oder an der Flasche einschläft, nimmst du ihm die Brust oder die Flasche aus dem Mund. Protestiert dein Kind dabei, dann wiederhole den Vorgang. Will es überhaupt nicht mehr einschlafen, ohne zu saugen, dann lass es weitersaugen und probiere es am Tag darauf erneut. Es kann einige Nächte dauern, bis sich dein Baby daran gewöhnt hat, dass es nicht bis zum Einschlafen saugen kann.

Auch nächtliches Stillen wirkt sehr beruhigend und beim Aufwachen fordern Babys oft die Brust. Wenn du das nächtliche Stillen abschaffen oder reduzieren willst, damit die Schlafphasen deines Babys länger werden, solltest du dir sicher sein, dass wirklich kein Hunger im Spiel ist. Im ersten Lebensjahr ist es völlig natürlich, dass sich Kinder benötigte Energie über die Muttermilch holen. Auch wenn sie bereits Beikost bekommen.

Grundsätzlich schadet es deinem Baby nicht, wenn es abends an der Brust oder mit der Flasche einschläft. Es geht also bei diesem Thema hauptsächlich um die Vorstellungen und die Lebensqualität der Eltern bzw. der Mutter. Auf jeden Fall solltest du dem Baby die Flasche wieder wegnehmen, wenn es damit eingeschlafen ist. Vor allem ab einem Alter von zwölf Monaten ist die Gefahr der Nuckelkaries sonst zu hoch. Die kleinen Zähnchen sollten nachts nicht mit Milch oder gesüßten Getränken umspült werden.

Hartnäckig hält sich auch die Praxis, dem Baby Grieß oder gehaltvolle Milchnahrung mit der Flasche zu geben. Die Theorie ist, dass das Baby dadurch besonders satt wird und besser einschläft. Dies ist jedoch ein Irrtum, da ein zu voller Magen das Baby eher wachhält. Grießbrei kann vor allem zu Beginn der Beikost nicht gut verdaut werden. Zudem wird dein Baby überfüttert und könnte bald zu viel an Gewicht zulegen. Damit könntest du auch sein natürliches Empfinden von Sättigung und Hunger stören. Das Schlafverhalten ist vor allem eine Frage der Gehirnreife und nicht davon, wie voll der Magen ist. Satt wird dein Baby auch mit Muttermilch oder entsprechender Ersatznahrung. Einen Milch-Getreide-Brei sollte dein Kind einige Zeit vor dem Schlafengehen mit dem Löffel zu sich nehmen. Achte tagsüber auf eine ausreichende Energie-Zufuhr. Dann kannst du sicher sein, dass nachts nicht der große Hunger kommt.

Stillen und Füttern nach Plan?

Lange wurde in Deutschland von Kinderärzten und Hebammen das sogenannte Stillen oder Füttern nach einem strikten Zeitplan empfohlen. Die Babys sollten alle drei bis vier Stunden trinken. Ob sie keinen Hunger hatten oder vorher bereits hungrig waren, spielte dabei keine Rolle. Heute weiß man, dass man Säuglinge intuitiv füttern sollte: das sogenannte Stillen oder Füttern nach Bedarf. Du kannst also deinen Fütter- oder Stillrhythmus nicht fest planen und auch nicht mit dem Rhythmus anderer Mütter vergleichen. Kinder entwickeln sich unterschiedlich und in individuellen Phasen. Dementsprechend ändern sich auch ihre Bedürfnisse nach einer Milchmahlzeit.

So ist zum Beispiel der Magen eines Neugeborenen ungefähr so groß wie eine Walnuss. Binnen der ersten zwei Wochen nach der Geburt wächst er auf die Größe eines großen Hühnereis heran. Das geschieht auch durch die Anpassung an die steigende Milchproduktion der Mutter. Bei Flaschenkindern steigert man die Mengen nach Hebammen-Empfehlung und orientiert sich an Hersteller-Angaben. In der ersten Woche bietest du Fläschchen nach Bedarf an und steigerst die Mengen in den Folgewochen konstant. Hier kommt es auch darauf an, wie viel Milch dein Baby verlangt. In manchen Fällen kombinieren Mütter auch das Stillen mit Flaschenmahlzeiten, wenn zum Beispiel die Milchmenge nicht auszureichen scheint.

Beim Stillen oder Füttern nach Bedarf erreicht das Neugeborene schnell sein wieder Geburtsgewicht und kann in seinem eigenen Tempo weiterwachsen.

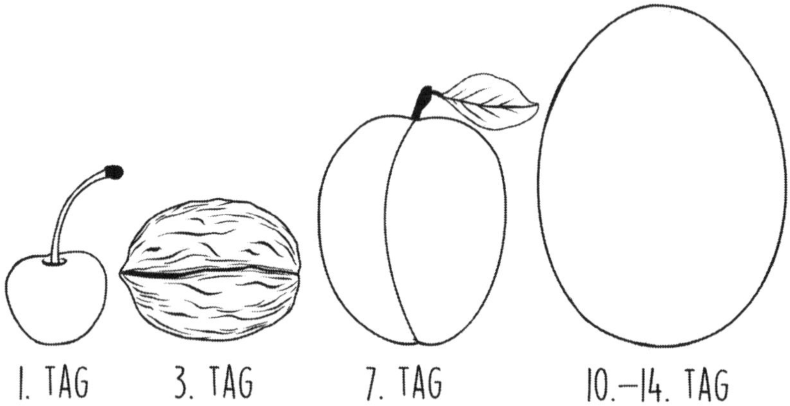

Bild 3: Magengröße eines Babys im Vergleich: Tag eins wie eine Kirsche, Tag zwei wie eine Haselnuss, Tag sieben wie eine Aprikose und Tag zehn bis vierzehn wie ein Hühnerei

Wenn ein Baby länger als vier Stunden schläft, ohne zu trinken, solltest du überprüfen, ob es genug Nahrung zu sich nimmt. Im Zweifelsfall musst du es zum Füttern wecken. Wenn es dann gierig trinkt, ist klar, dass es seinen Hunger verschläft und das sollte in den ersten sechs Lebensmonaten vermieden werden. Vor allem trinkschwache Babys solltest du so unterstützen, sich genug Energie zu holen. Halte hier unbedingt Rücksprache mit deiner Hebamme oder einem Kinderarzt.

Es kann auch vorkommen, dass ein Baby über mehrere Stunden lang durchgehend trinken will. Oft schlafen sie dabei ein, wachen wieder auf und trinken sofort weiter. Manchmal sind sie in diesen Tagen unruhig und weinerlich. Wenn dein Kleines an mehreren Tagen nacheinander und für lange Zeit an die Brust oder Flasche will, ist das völlig normal und nur eine vorübergehende Phase. Das wird als Clustern oder Clusterstillen – also gehäuftes Stillen – bezeichnet. Es tritt am häufigsten in der zweiten bis neunten Lebenswoche auf, meistens im Zeitraum zwischen 18:00 und 22:00 Uhr. Die Ursache kann sein, dass dadurch die Milchproduktion der Mutter erhöht und an die Bedürfnisse des Kindes angepasst wird. Bei Flaschenkindern bedeutet das, dass sie keine gleichmäßigen Mengen trinken und sehr häufig nach einer Mahlzeit verlangen. Das liegt auch daran, dass der Magen eben noch nicht so viel aufnehmen kann. Häufig sind jedoch auch Entwicklungsschübe der Grund.

Das Wichtigste in Kürze

- Ist dein Baby zu munter, verschiebe das Einschlafen etwas nach hinten.
- Suche dir Unterstützung, wenn du nicht mehr kannst.
- Müde Babys wollen nicht immer einschlafen.
- Achte darauf, dass es nicht übermüdet oder überreizt ist.
- Ist das Baby im Schreimodus, versuche verschiedene Beruhigungsmethoden.
- Identifiziere und nutze Schlaffenster, wenn möglich.
- Führe nach und nach geregelte Bettzeiten ein.
- Ausreichend Tagesschlaf ist wichtig für den Nachtschlaf.
- Das Baby schreien zu lassen, schädigt das Urvertrauen und die Beziehung zu den Eltern.
- Nähe ist ein Grundbedürfnis.
- Geborgenheit, Nähe und Kuscheln helfen am besten beim Einschlafen.
- Begrenzen und Pucken geben Neugeborenen oft Sicherheit.
- Die sicherste Einschlafposition ist die Rückenlage.
- Tragen und Wiegen bringen die meisten Babys zum Schlafen.
- Stillen und Saugen tragen zur Beruhigung bei.
- Gedämpfte Lichtverhältnisse aus dem Mutterleib helfen.
- Wenn nichts mehr funktioniert, kannst du an die frische Luft gehen oder zur Not Auto fahren.
- Kontinuierliche Einschlafrituale geben dem Baby Sicherheit.
- Probiere Einschlafhilfen, die das Schlafen unterstützen.
- Zu wildes Spielen, TV, Musik und Uneinigkeit stören das Zubettgehen.

- Unangenehme Einschlafgewohnheiten kannst du mit Geduld verändern.
- Einschlafstillen oder das Nachtfläschchen setzt Babys Wohlfühl-Hormone frei, wodurch es gut einschläft.
- Ab 12 Monaten kannst du Einschlaf-Füttern reduzieren oder auf einen Ersatz umstellen.
- In den ersten Lebenswochen sind Dauerfütter-Situationen normal.
- Der Stillrhythmus eines Babys ist individuell.
- Der Magen eines Babys ist zu Beginn winzig und kann nur wenig Nahrung speichern.
- Die Milchmenge steigt mit dem Bedarf deines Kindes.

5. Schlafbedürfnisse je nach Alter

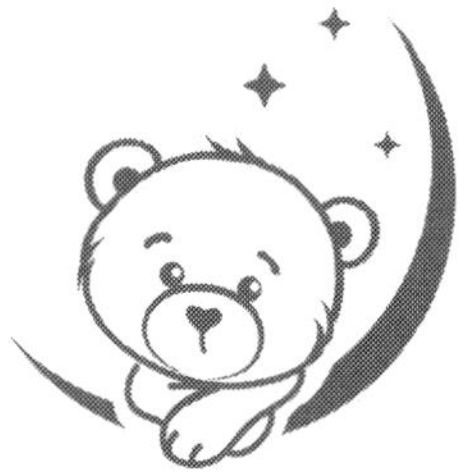

Null bis drei Monate: Schreifallen und Schlafrhythmus im Neugeborenenalter

Wenn Neugeborene schreien, denkt man in erster Linie an eines: Hunger! Tatsächlich ist das ein häufiger Auslöser. Immerhin wollen die kleinen Mägen immer gut gefüllt sein. Zudem beruhigt sie das Saugen an der Brust. Wichtig ist zu wissen, dass solch kleine Babys nie ohne Grund schreien. Die schwierige Aufgabe ist, den Grund zu finden. Leider haben die Kleinen noch keine andere Möglichkeit, sich mitzuteilen. Hier ist manchmal Detektivarbeit gefragt. Ungefähr zwei Wochen nach der Geburt haben sich Babys von den Anstrengungen erholt. Bis dato schlafen sie noch sehr viel, doch ab diesem Punkt sind sie länger wach. Damit verlieren sie auch teilweise einen wichtigen Schutz: Sich im Schlaf von der Außenwelt zu isolieren. Ein Baby im vierten Trimester reagiert extrem sensibel auf Reize, seien sie optischer, akustischer oder taktiler Natur. Ein häufiger Grund, warum Babys in den ersten drei Lebensmonaten schreien, ist Überreizung oder auch der Wunsch nach körperlicher Nähe.

Das »Auf-den-Arm-nehmen« des Babys erfüllt nicht nur das Sicherheitsbedürfnis, sondern hat auch noch einen anderen Effekt: Begrenzung. Im Mutterleib liegt das Baby neun Monate warm und geborgen, eng und begrenzt. Kein Wunder, dass es zu schreien beginnt, wenn es rücklings auf die große, kalte Matratze des Kinderbettchens gelegt wird oder in den Kinderwagen. Auch haben Babys in dieser Lebensphase damit zu kämpfen, dass sie den eigenen Körper nicht unter Kontrolle haben. Das frustriert sie und hält sie oft auch wach, obwohl sie müde sind, da ihre unkontrollierten Bewegungen sie immer wieder aufschrecken lassen. Ein guter Tipp hier lautet: Die Enge im Mutterleib nachahmen. Zum Beispiel durch Pucken. Unterwegs eignet sich eine Trage oder ein Tragetuch perfekt für ein Baby im vierten Trimester. Dabei ruht es eng an der Brust von Mutter oder Vater, atmet ihren Duft ein und hört ihre Stimme ganz nah.

Neugeborene sind durchschnittlich nicht länger als 90 Minuten am Stück wach. Wenn dein Baby bedeutend längere Wachphasen hat, solltest du versuchen, diese zu verkürzen. Vielleicht merkt es nicht, dass es müde ist oder kann das nicht gut signalisieren. Säuglinge haben in den ersten drei Lebensmonaten einen sehr unregelmäßigen Schlafrhythmus, der schwer zu regulieren ist und auch eigentlich nicht reguliert werden sollte. Richte dich so gut es geht nach deinem Baby, was die Grundbedürfnisse angeht. Je nach Länge einer Fütterung oder Stillmahlzeit kannst du durchaus versuchen, die Nahrungsaufnahme auf 45 Minuten am Stück zu begrenzen. So verhinderst du, dass die Grenzen zwischen Essen und Schlafphasen zu sehr verschwimmen.

Es empfiehlt sich, dein Baby genau zu beobachten und seine Signale verstehen zu lernen. Manche Säuglinge signalisieren ihre Müdigkeit nur sehr schwach. Wenn sie dazu noch ein sehr kleines Zeitfenster haben, bis sie »über den Punkt« sind, wird die Einschlafbegleitung schnell zu einer Geduldsprobe. Das Kind ereifert sich dann und beginnt zu schreien, weil es so müde ist. Damit pusht es sich selbst hoch und kommt nicht zur Ruhe. Es ist nun in einer Schreifalle gefangen. Das Geheimnis ist, den Punkt kurz davor zu erwischen. Wurde dieser Moment verpasst, kannst du nur versuchen, dein Baby aus der Schreifalle herauszuholen. Das kann mitunter sehr schwierig und aufwändig sein.

Die Psychotherapeutin Christine Rankl empfiehlt in ihrem Buch ein Stufenprogramm für Babys in der Schreifalle.[5] Du erstellst dir im Kopf oder auf dem Papier eine Liste mit Beruhigungsmethoden, die bei deinem Kind gut funktionieren. Dann beginnst du mit der untersten Stufe, also einer simplen Methode. Zum Beispiel nutzt du ein Keil- oder Stillkissen, um das Baby in Seitenlage in sein Bettchen zu legen und es zu begrenzen. Dann folgen andere Methoden, die jeweils mehr Aufwand benötigen – Tragen im Tuch oder auf dem Arm beispielsweise. Ganz unten auf der Liste steht dann das Autofahren. Zu jeder Methode empfiehlt Rankl, Schhh-Laute zu machen. Je nach Intensität des Schreiens und deiner Einschätzung der Lage kannst du jetzt die Methode wählen, mit der du es versuchen möchtest. Du kannst dich auch stufenweise durch verschiedene Methoden probieren, bis du eine gefunden hast, die in der Situation für dein Baby funktioniert.

Ob ein Neugeborenes viel schreit, hängt auch von seinem Temperament ab. Nur weil dein Baby viel weint, heißt das nicht, dass du etwas falsch machst im Umgang mit ihm. Wichtig für die Ausgeglichenheit des Kindes ist auch, dass die Bezugspersonen Ruhe ausstrahlen. Deshalb solltet ihr darauf achten, dass ihr euch genügend Pausen gönnt. Schließlich will neben dem Kind auch noch der Haushalt versorgt werden. Sich in diesen schwierigen ersten Monaten von seinem sozialen Umfeld helfen lassen, ist ein guter Schritt.

Vier bis sechs Monate: Schlafphasen aufbauen im Säuglingsalter

In diesem Alter beginnen Kinder meistens, einen relativ verlässlichen Schlafrhythmus zu entwickeln. In der Nacht schlafen sie durchschnittlich elf Stunden lang. Diese Schlafphasen werden jedoch durch Stillen bzw. Fläschchengeben unterbrochen. Das erscheint den Eltern zumeist nicht als Durchschlafen, ist aber oft leichter zu bewältigen als in den Monaten davor.

Problematischer geht hin und wieder der Tagesschlaf vonstatten, was sich auch negativ auf das Einschlafen am Abend auswirken kann. Babys lassen sich in diesem Alter oft von vielem faszinieren und merken nicht, dass sie müde sind. Auch können sie am Tag einzelne Schlafphasen schwer miteinander verbinden.

Die Tagesschlafzeit von durchschnittlich drei Stunden verteilt sich normalerweise auf zwei bis drei Blöcke. Dabei dauern die Tiefschlafphasen maximal 40 Minuten. Sie sind von Leichtschlafphasen unterbrochen, während derer Kinder in diesem Alter oft aufwachen. Sie finden dann nur schwer oder gar nicht mehr in den Schlaf. Diese Tiefschlafphasen am Tage miteinander zu verknüpfen ist wichtig, um auch einen geregelten Nachtschlaf zu gewährleisten. Daher solltest du darauf wertlegen, dass ein Säugling in dieser Phase ausreichend Ruhe hat und im Alltag genügend Zeit für seinen Schlaf bekommt. Achte auch auf kleine Müdigkeitszeichen und biete Schlaf an, selbst wenn dein Kind dir noch nicht müde erscheint. Hilf ihm dabei, seine Schlafphasen besser aufzubauen. Wenn dein Baby erwacht und schlecht gelaunt ist oder sofort zu weinen beginnt, ist es meistens noch nicht richtig ausgeschlafen. Hier ist es am besten, schnell zu intervenieren. Versuche, es zu beruhigen und zum Weiterschlafen zu animieren.

Das Alter von vier bis sechs Monaten ist in puncto Schlaf ein wichtiger Meilenstein. Das Baby ist gereift und nicht mehr so sensibel. Meistens finden Kinder in diesem Alter besser in den Schlaf als in den Monaten davor. Außerdem sind sie noch zu jung, um sich fest auf Einschlafrituale fixiert zu haben. Vor allem wenn das Baby im vierten Trimester oft geweint hat, neigen Eltern dazu, immer weiter ihr ganzes Arsenal an Einschlafmethoden abzufeuern. Dabei kann es gar nicht mehr nötig sein, das Baby auf dem Arm oder in der Trage in den Schlaf zu bringen. Du solltest vielmehr aufpassen, ihm jetzt keine unerwünschten Einschlaftechniken anzugewöhnen. Probiere einfach aus, es langsam ans allein Einschlafen zu gewöhnen.

Sieben bis neun Monate: Das Durchschlafen rückt näher

Meilensteine in dieser Entwicklungsperiode sind die ersten Zähnchen und das Heranführen an Beikost. Dein Baby wächst und gedeiht. Sein Blick wird wacher und die Mobilität nimmt zu. Gleichzeitig beginnt es zu fremdeln. Die schwerer verdauliche Beikost hält abends das kleine Bäuchlein zusätzlich auf Trab. In diesem Alter begreifen Babys, dass Personen und Gegenstände auch noch existieren, wenn sie diese nicht sehen können. Das nennt man Objektpermanenz. Einerseits geht damit das beruhigende Gefühl einher, dass die Eltern sich nicht in Luft auflösen, wenn sie aus dem Raum gehen. Andererseits realisiert das Baby jetzt, dass es allein gelassen werden kann. Oft ist das der Auslöser für Urängste vor dem Verlassenwerden. Es ist also völlig normal, wenn Kinder in diesem Alter plötzlich mehr klammern und weinen. Das ist kein Rückschritt. Es ist die Begleiterscheinung eines Fortschritts in der Entwicklung. Wenn dein Baby plötzlich wieder vermehrt getragen werden will oder nicht mehr allein einschläft, tust du gut daran, auf seine Bedürfnisse einzugehen. So kannst du die Angst am besten vertreiben.

Experten sind der Meinung, dass ein gesund entwickeltes Baby in diesem Alter eigentlich keine Nachtmahlzeit nach 22.00 Uhr mehr braucht. Dennoch wollen viele Säuglinge in diesem Alter nachts noch zur Beruhigung gestillt bzw. gefüttert werden, wenn sie wach geworden sind. Auch Flaschenkinder lassen sich oft nur durchs Flaschegeben beruhigen. Um Lücken zwischen den einzelnen Nachtschlafphasen zu schließen, solltest du das Füttern in der Nacht zumindest reduzieren. Im Prinzip heißt das, statt der Brust körperliche Nähe und Streicheleinheiten anzubieten. Auch ein Schnuller kann helfen. Das wird höchstwahrscheinlich bei deinem kleinen Schatz zunächst für Frustration sorgen. Aus eigener Erfahrung kann ich jedoch sagen, dass sich das bereits nach drei Nächten einpendelt.

Wenn dem nicht so ist, kann dein Baby die nächtliche Nahrung doch noch brauchen, um die nötige Energie für seine Entwicklung zu erhalten. In dem Fall ist es sicher besser, zum nächtlichen Füttern zurückzukehren. Stelle auch sicher, dass dein Kind tagsüber genug Nahrung bekommt. Bei Flaschenkindern gibt es den Tipp, weniger Pulver ins Nachtfläschchen zu geben, da das dem Baby weniger schmeckt. Manche Eltern versuchen auch, Wasser statt Milch anzubieten, wenn das Baby trinken möchte. In vielen Fällen wollen dann Kinder bald kein Fläschchen mehr in der Nacht. Wenn dein Kind dennoch nicht volle fünf Stunden durchschläft ist das völlig normal. Nur 38 % der Kinder in diesem Alter tun das.

Zehn bis zwölf Monate: Ein- und Durchschlafen wird möglich

Viele Babys werden in diesem Alter abgestillt, gegen die Empfehlungen der WHO und anerkannter Stillexperten. Das bedeutet eine Umstellung. Manchmal werden sie dadurch auch etwas anfälliger für Krankheiten. Der Entwicklungsschritt zum Kleinkind steht kurz bevor. Viele Kinder sprechen in dieser Entwicklungsspanne ihr erstes Wort oder machen ihren ersten Schritt. Die ganzen geistigen und motorischen Fähigkeiten, die sie in den letzten Monaten erworben haben, wollen kombiniert und ausprobiert werden. Kein Wunder, dass viele Babys in diesem Alter besonders sensibel sind. Sie essen schlechter, fremdeln viel und finden manchmal auch schlechter in den Schlaf. Oft haben sie beim Schlafen schon einen Rhythmus gefunden und sich an Routinen gewöhnt. Je nach Typ schlafen sie entweder früher oder später ein, aber zumeist um dieselbe Zeit. Viele Babys wachen ein- bis zweimal pro Nacht auf. Hunger ist weniger der Grund dafür. Meist stecken Trennungsängste dahinter. Das innere Bild, das sie von ihren Eltern haben, ist noch nicht stark genug ausgeprägt. Es verblasst, wenn die Eltern nicht in ihrer Nähe sind. Sich in der Nacht von den Bezugspersonen zu trennen und durchzuschlafen ist eine enorme Entwicklungsaufgabe. Auch hier spielt wieder das Temperament des Kindes eine Rolle.

Wenn dein Kind in der Nacht aufwacht und weint, solltest du es selbstverständlich trösten und es beruhigen, damit es wieder in den Schlaf findet. Verzichte wenn möglich auf Einschlafhilfen, die diesem Alter nicht mehr entsprechen. Herumtragen, Füttern oder Stillen sind damit gemeint. Das Baby erwacht und fordert natürlich die Art Einschlafhilfe, die es gewohnt ist. Dies kann allerdings auch ein Grund für Durchschlafprobleme in diesem Alter sein. Als Alternativen empfehlen sich zum Beispiel Singen oder Geschichten erzählen. Das Vorspielen von beruhigenden Tönen (»Weißes Rauschen« oder Herztöne) kann hilfreich sein. Auch die Klassiker Kuscheltier oder Schmusedecke sind gute Einschlafhelfer (siehe Kapitel 4, S. 78).

Dem Nachtschlaf in diesem Alter ist es auch förderlich, etwas gegen die Trennungsängste zu tun. Mach deinem Kind tagsüber den Abschied von dir so leicht wie möglich. Bereite es darauf vor, dass du weggehst – auch wenn es nur kurz ist. Wenn du zum Beispiel innerhalb der Wohnung aus dem Raum gehst, lasse ihm die Wahl, ob es mitkommen möchte. Lasse das Baby nicht unter Protest allein in einer Umgebung, die es nicht kennt. Dasselbe gilt für Menschen, die ihm unbekannt sind. Lege Wert darauf, zuverlässig zu sein, in allem was du deinem Kind sagst und versprichst. Wenn du weggehst, verabschiede dich immer und schleiche dich nicht einfach davon. So wird es auch nachts weniger Angst vor dem Alleinsein haben.

Das Wichtigste in Kürze

- Neugeborene schreien oft aus Hunger. Saugen beruhigt sie.
- Neugeborene sind durchschnittlich nicht länger als 90 Minuten am Stück wach.
- In den ersten drei Monaten überreizt das Baby leicht.
- Begrenzung, viel Nähe und Kuscheln sind essenziell.
- Achte auf Müdigkeitszeichen.
- In der Schreifalle folge einem Stufenplan – von simplen bis zu aufwändigen Methoden.
- Hol dir Hilfe, wenn du sie brauchst.
- Ab ca. vier Monaten ist der Schlafrhythmus recht verlässlich.
- Von vier bis sechs Monaten braucht dein Baby tagsüber genügend Ruhe für seinen Schlaf.
- Von nun an reagiert es gut auf Einschlafrituale.
- Ab ca. sieben Monaten haben Babys oft Angst, verlassen zu werden.
- Sie beginnen zu fremdeln.
- Nun könnte dein Baby ohne Nachtmahlzeit nach 22:00 Uhr auskommen.
- Tagsüber muss dein Kind genügend Energie zu sich nehmen.
- Erst 38 % der Kinder schlafen nun schon fünf Stunden am Stück durch.
- Zwischen 10 und 12 Monaten haben Babys oft Trennungsangst.
- Sei verlässlich und mache Abschiede auch tagsüber so leicht wie möglich.

6. Gestörter Babyschlaf

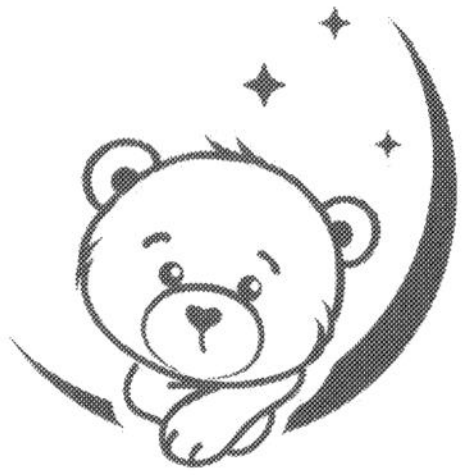

Was kann den Babyschlaf stören?

Neben Trennungsängsten kann vieles das Ein- oder Durchschlafen des Babys stören. Je nach Entwicklungsstufe können Schlafprobleme an Überreizung, Schüben oder einer vollen Windel liegen. Auch Krankheiten, Zahnen oder Albträume sind Einschlaf-Verhinderer. Manchmal ist es im Kinderzimmer einfach zu warm oder zu kalt. Hier ist jedoch jedes Kind anders.

Was ist ein Schub und wann kommt er?

In den ersten 14 Lebensmonaten machen Babys ca. acht größere Entwicklungsschübe durch. Bei diesen Schüben macht das Nervensystem besonders große Sprünge. Es entwickeln sich neue Fähigkeiten, wie zum Beispiel Stehen oder Krabbeln. Während der ersten vier Monate erfolgen diese Schübe monatlich. Später liegen sie weiter auseinander. Bei fast allen normal entwickelten Babys treten sie in derselben Zeitspanne auf. Es ist aber auch nicht ungewöhnlich, wenn Kinder für manche Dinge etwas länger brauchen. Dein Kind wird in dieser Zeit nicht nur größer und schwerer. Dank dieser Entwicklungen verdoppelt sich die Größe des Baby-Gehirns im ersten Jahr. Bei Frühchen kann es größere Schwankungen in der zeitlichen Abfolge geben. Zu Vergleichen wird immer der ursprünglich errechnete Geburtstermin herangezogen.

Viele Eltern sind verunsichert, wenn sie die Nebenwirkungen eines Schubs entdecken. Während der Schübe sind Babys besonders sensibel und es kann ganz schön anstrengend werden. Die Kleinen haben dann meist gesteigerten oder verminderten Appetit. Oft suchen sie in dieser Zeit auch mehr Nähe und können ängstlicher werden. Sie schreien mehr und haben Probleme mit dem Ein- und Durchschlafen. Festgelegte Routinen können wieder aufbrechen. Das liegt daran, dass sie die Veränderungen in ihrem Körper nicht verstehen und verunsichert sind. Manche probieren auch besonders gern in der Nacht neue Fähigkeiten aus. Sie sind dann zwischen den Tiefschlafphasen hellwach und tollen durchs Bett.

Während der Entwicklungsschübe ist ausreichend Mittagsschlaf besonders wichtig. Geben wir unseren Kindern in dieser Zeit die nötige Sicherheit, Nähe und Geborgenheit, fällt es ihnen leichter, sich auf die Veränderung einzustellen. Im Bestseller »Oje, ich wachse« von Hetty van de Rijt und Frans X. Plooij vergleichen die Autoren einen Schub mit dem Ankommen auf einem fernen Planeten.[6] Für unser Baby ist alles neu, fremd und beängstigend. Und genau hier braucht es eine sichere Basis – seine Bezugspersonen – um anzukommen und sich orientieren zu können. Nach einer anstrengenden Phase kann es auf einmal ganz viel Neues und freut sich darüber.

Mir half es in jeder Phase sehr, vorbereitet zu sein. Ich wollte wissen, was nun auf uns zukommen wird. Daher war ich entspannter, wenn mein Baby mal wieder viel forderte oder gewohnte Abläufe nicht mehr funktionierten. Folgend findest du einen Überblick über die acht Phasen der Entwicklung im Babyalter. Die Zeitabschnitte geben Richtwerte vor, können aber individuell schwanken.

Die acht Wachstumsschübe vereinfacht dargestellt

Altersspanne	Was verändert sich?	Nebenwirkungen
5. Woche	Das Baby wirkt wacher und aufmerksamer. Es reagiert häufiger auf Gerüche und Berührungen, lässt öfter Freudenlaute hören. Es lächelt öfter oder zum ersten Mal und kann besser vermitteln, wenn es etwas spannend oder langweilig findet. Auch atmet es regelmäßiger und erschrickt nicht mehr so häufig. Beim Weinen kommen jetzt Tränen.	Das Baby weint viel und nörgelt. Ablegen oder den Raum verlassen wird schwer, die Nächte werden kürzer. Kurzfristig kann es zu gesteigertem oder verringertem Appetit kommen. Körpernähe und Tragen helfen deinem Kind.
8. Woche	Dein Baby entdeckt nun Sehen, Hören, Riechen und Fühlen für sich. Muster und Töne werden interessant, es lauscht gern Stimmen. Es kann nun seinen Kopf allein hochhalten und ihn in Richtung eines Geräusches oder Gegenstandes drehen. Es bewegt die Arme und Beine aktiver und lässt sich in Sitzhaltung hochziehen. In der Bauchlage kann es sich jetzt aufstützen und mit dem Gesicht Grimassen schneiden. Diese Phase dauert meist ein paar Tage, kann sich aber auch bis zu zwei Wochen hinziehen.	Staunen und Verwirrung treten auf. Das Baby ist leicht überfordert durch neue Sinneseindrücke, schreit verstärkt, isst schlechter, will unterhalten werden und schläft unruhiger.
12. Woche	Die Bewegungen werden sicherer. Die kleinen Hände greifen schon gezielter nach Gegenständen. Nun kann das Baby sich besser auf den Bauch drehen und den Kopf halten. Hände und Füße werden ausgiebig beobachtet und trainiert. Unterstütze nun seine motorische Entwicklung und lasse es sich viel bewegen. Das Baby entwickelt nun ein Sozialverhalten und reagiert auf Stimmungen. Es kann schon zurücklächeln und sich kurz selbst beschäftigen. Dein Baby fängt an, zu plaudern und zu brabbeln und trainiert seine Stimme. Ihr könnt nun Rituale fürs Zubettgehen einführen.	Hier wird das Baby oft wieder etwas anhänglicher. Der Magen wird größer und es braucht mehr Nahrung. Stillen kann nun zur Geduldsprobe werden.

Altersspanne	Was verändert sich?	Nebenwirkungen
19. Woche – 4. und 5. Monat	Dein Kind steckt jetzt alles in den Mund und möchte Dinge anfassen. Es greift nun sicher auch einhändig und wechselt Gegenstände in den Händen. Die Abfolge von Handlungen wird erkannt. Es sieht nun Gegenständen oder Personen nach und wartet auf ein Wiederkommen. Kuckuck-Spiele und Fingerspiele sind nun perfekt. Dein Kind wird es gerne nachahmen. Laute Klingen nun fast wie Sätze. Es kann sich jetzt vom Rücken auf den Bauch drehen. Dann strampelt es und streckt den Po hoch. Es versucht Abstütz-Bewegungen. Bald wird es krabbeln. Höchste Zeit, die Wohnung kindersicher zu machen. Es reagiert interessierter auf seine Umwelt und sein Spiegelbild. Vertraute Gesichter sind wichtig. Einzelne Wörter werden schon verstanden. Manche beginnen nun mit Beikost. Säuglings- bzw. Muttermilch ist immer noch wichtig und gibt Trost, Wärme und Nähe. Dieser Sprung ist groß und dauert ca. vier bis sechs Wochen.	Die Kleidung wird zu eng. Unruhige Nächte und ständiger Hunger sind nun an der Tagesordnung. Das Baby schreit öfter, sucht Nähe und schläft schlecht. Trennungsängste und ggf. Trotz treten auf. Es wirkt vielleicht quengelig und unzufrieden. Erstes Fremdeln ist möglich.
26. Woche – 7. Monat	Viele Kinder können sich nun schon drehen und machen erste Sitz- und Krabbelübungen. Zusammenhänge werden erkannt, genauso wie Ursache und Wirkung. Handlungen werden gerne wiederholt, zum Beispiel das Herunterwerfen von Spielzeug oder Besteck. Nun wird dein Kind emotional: Freude und Liebe zeigt es, aber auch Unzufriedenheit, Ärger, Enttäuschung und Frust. Es lernt verschiedene Gefühle kennen und zeigt sie auch. Fremde und selbst vertraute Personen werden oft nicht akzeptiert. Das erste Zähnchen könnte kommen. Dieser Schub kann zwischen einer und fünf Wochen dauern.	Ein Baby will in dieser Zeit viel Körperkontakt und ist oft schlecht gelaunt. Es möchte Beschäftigung, schläft schlechter und fremdelt öfter. Auch wird es selbständiger und eigensinniger. Beim Wickeln ist es nun agiler.

Altersspanne	Was verändert sich?	Nebenwirkungen
37. Woche – 9. Monat	Hier entwickelt sich nun die Mobilität: Drehen, Wippen, Robben, Krabbeln und Sitzen kommen ins Repertoire. Manches Baby überspringt auch das Krabbeln. Unternehmungslust und Neugier steigen durch die neuen Bewegungsabläufe. Alles wird untersucht. Kann dein Kind schon sitzen, dann ab in den Hochstuhl. Das Essen der Großen wird immer interessanter. Gegenstände und Personen werden nun in Kategorien eingeordnet. Dein Baby weiß und zeigt, ob es Dinge mag oder nicht. Der eigene Wille wird entdeckt. Spielzeug und Bilderbücher sind beliebt. Dinge werden nun weniger mit dem Mund als mit der Hand erfahren. Auch durch Herunterwerfen lernt dein Kind nun Gegenstände kennen.	Stimmungsschwankungen und auch Eifersucht treten auf. Das Baby braucht viel Nähe, hat teils heftige Wutanfälle und auch mal schlechte Träume. Ein kindersicheres Heim ist nun sehr wichtig. Zu viel Spielzeug kann überfordern.
46. Woche – 10. und 11. Monat	Dein Baby kann nun krabbeln und allein sitzen. Die Umgebung wird erkundet. Hochziehen ist während dieses Schubs besonders angesagt. Erste Gehversuche und das Herunterklettern von Sofa, Sesseln oder Stufen beschäftigen es. Dein Kind ist jetzt teilweise sehr agil. Die Persönlichkeit deines Kindes wird in dieser Zeit gut sichtbar. Es wird sich seines Handelns auch immer bewusster. Es folgen Spieltrieb und Neugierde. Es erkennt Reihenfolgen und ahmt uns nach. In dieser Zeit spricht ein Kind oft sein erstes Wort.	Das Baby wirkt nun wieder launisch, weinerlich und unzufrieden. Wutanfälle sind normal. Es sucht viel Nähe und Beschäftigung. Dein Kind könnte nun schlechter schlafen, öfter aufwachen oder weinen.

Altersspanne	Was verändert sich?	Nebenwirkungen
55. Woche – 12 Monate	Nun steht der erste Geburtstag vor der Tür – ein Meilenstein. Hier beginnt die Übergangsphase vom Baby zum Kleinkind. Häufig fängt ein Kind hier an zu laufen. Es zieht sich hoch und geht an Gegenständen entlang. Bei manchen dauert es aber bis zum 15. Monat. Nun kann es üben, allein zu essen. Auch ist ein Kind jetzt so geschickt, dass es einen Turm aus zwei oder mehr Klötzen bauen kann. Ab diesem Alter wird Malen interessant. Am liebsten spielt ein Kind jedoch unseren Alltag nach. Hier sollten wir es unterstützten. Es will nun auch mehr seinen Willen durchsetzen, was manchmal anstrengend werden kann. Ruhe bewahren ist angesagt. Diese Phase dauert maximal vier Wochen.	Ein Baby fremdelt in dieser Zeit und ist launisch. Es braucht viel Körperkontakt, isst und schläft schlechter. Oft protestiert es dagegen, gewickelt zu werden. Es lutscht oft am Daumen und will sein Kuscheltier stets in der Nähe. Schlafen kann nun anstrengend werden, wenn es nicht einschlafen will, ständig wach wird und nach Brust oder Flasche verlangt. Rituale sind hier hilfreich. Dafür haben sich die Schlafphasen nun verlängert.

Tabelle 3: Zusammenfassung der Wachstumsschübe (eigene Darstellung in Anlehnung an www.1-2-family.de 2020 und Plooij et al, 2019)

Zahnen oder nicht zahnen, das ist hier die Frage

Zahnen ist ein Klassiker unter den Schlafräubern. Es ist mit Schmerzen und Unwohlsein verbunden. Wann die ersten Zähnchen kommen, ist unterschiedlich. Manche Kinder werden bereits mit Zähnen geboren, andere haben im achten Monat noch keinen einzigen Zahn. Meistens beginnen die Milchzähne im Alter von vier bis sechs Monaten zu wachsen.

Bereits Tage bevor die Zähne durch das Zahnfleisch dringen, kann dein Baby unleidlich werden. Es weint viel, schläft schlecht, will nicht gestillt werden oder sein Fläschchen trinken. Oft kommt es auch zu vermehrtem Speichelfluss. Untrügliche Zeichen sind das Bedürfnis, viel zu saugen und geschwollenes Zahnfleisch. Einige Symptome sind auch diffuser. So kann ein laufendes Näschen sowohl auf eine Erkältung als auch auf das Zahnen hinweisen. Ein Hautauschlag am Mund kann bedeuten, dass das Baby einen neuen Zahn bekommt, dass eine Allergie oder ein Infekt vorliegt. Symptome wie Erbrechen, leichtes Fieber oder Durchfall können ebenfalls andere Ursachen haben. Erst wenn sich der neue Zahn im Zahnfleisch bemerkbar macht, weißt du mit absoluter Sicherheit, dass dein Baby zahnt. Ziemlich sicher kannst du sein, wenn mehrere der hier genannten Symptome gleichzeitig auftreten.

Die Schmerzen deines Babys lindern kannst du mit einem entsprechenden Beißring. Kühle ihn am besten vorher im Kühlschrank. Du kannst deinem Schatz auch einen nassen Waschlappen anbieten, auf dem er kauen darf. Eine Massage der Kauleisten mit sauberen, feuchten Fingern ist sehr effektiv. Ebenso helfen meist Nähe und häufiges Stillen oder Füttern. Babys, die schon feste Nahrung kauen können, kannst du auch härtere Brotrinde oder eine Karotte zum Knabbern anbieten. Rezeptfreie Zahnungssalben sorgen ebenso für Linderung. Meistens sind hier kleine Mengen Lidocain enthalten, die die entsprechende Mundpartie betäuben. In ganz schlimmen Fällen, kann auch ein schmerzstillender Fiebersaft für Babys angewendet werden. Stimme dich dazu mit dem Kinderarzt deines Vertrauens ab. Ich hatte es mit Bernsteinketten und Veilchenwurz versucht. Beides war weniger hilfreich. Die Salbe jedoch tat gute Dienste.

Kindliche Ängste – was stört den Schlaf und was hilft

Ab dem achten Lebensmonat kommen Babys oft in eine Phase, in der ihr Nachtschlaf sich schwierig gestaltet. Sie wachen oft auf, schreien und kommen nur schwer wieder zur Ruhe – besonders wenn sie allein in ihrem Zimmer schlafen. Der Grund dafür sind zumeist Trennungsängste. In dieser Lebensphase entwickelt das Kind ein Bewusstsein dafür, dass die Eltern von ihm getrennte Wesen sind. Gleichzeitig kann es Zeitspannen nicht abschätzen. Wenn die Eltern fortgehen oder nicht im Zimmer sind, hat es Angst, verlassen zu werden. Hat das Kind Krabbeln oder Laufen gelernt und wird dadurch autonomer, lassen diese Ängste meist nach. Einige Wissenschaftler gehen davon aus, dass diese Trennungsangst der häufigste Grund für Schlafprobleme während der frühen Kindheit ist.

Auch Veränderungen im Alltag können der Grund für nächtliche Ängste sein. Der Gang in die Kita oder dass die Mutter wieder ins Berufsleben einsteigt und damit eine zeitliche Trennung verbunden ist, machen Kindern nicht selten zu schaffen. Auch die Geburt von Geschwisterkindern kann ein Kind irritieren und Trennungsängste hervorrufen. Ein Baby kann solche Situationen nicht einordnen. Es hat noch nicht genug Bewusstsein und Erfahrung, um zu wissen, dass Mama und Papa ja wiederkommen. Je nach Temperament und Beziehung zu den Eltern ist seine Angst größer oder kleiner.

Du kannst deinem Kind beim Umgang mit der Trennungsangst helfen, indem du Abschiede in positiver Stimmung begehst. Wenn du Unsicherheit oder Ängstlichkeit signalisierst, wirkt das auf dein Baby ansteckend. Wenn du dein Kleines am Tag in seinem Zimmer etwas allein lässt, kannst du beim Gehen im Haus sprechen oder pfeifen. So gibst du dem Baby Gewissheit, dass du noch da bist, auch wenn es dich nicht sehen kann. Wenn es dann nach dir ruft oder weint, gehst du zu ihm. So kann es verinnerlichen, dass du es nicht allein lässt. Überhaupt solltest du niemals heimlich aus dem Zimmer gehen, solange das Kleine noch nicht schläft. Verabschiede dich oder erkläre ihm, wohin du gehst. Das Stillen oder Fläschchengeben am Tag kannst du besonders zärtlich gestalten. Eine extra Portion Kuscheln stärkt die Bindung.

Auch Bilder der Eltern über dem Bettchen können hier Sicherheit vermitteln. Ebenso kann ein Kuscheltier ab ca. fünf Monaten helfen. Nicht alle Babys haben eine enge Beziehung zu einem Schmusetier. In einer Situation, die von Trennungsangst bestimmt ist, kann so ein »Platzhalter« für die elterliche Nähe jedoch sehr hilfreich sein. Wenn es eine Beziehung zu einem Plüschgefährten aufgebaut hat, fühlt es sich nicht mehr so allein, wenn es nachts in seinem Bettchen aufwacht. Es kann mit seinem kuscheligen Freund schmusen und findet so eher wieder in den Schlaf. Vom Lieblingskuscheltier hast du am besten mehrere Versionen zu Hause, denn sie gehen manchmal verloren und der Schmerz ist dann sehr groß.

Albträume, Schlafwandeln und Nachtschreck – was tun?

Gelegentlich kann es vorkommen, dass dein Baby nachts aufschreckt oder scheinbar grundlos panisch schreit. Ältere Babys brabbeln oder reden auch im Schlaf. Sie haben Albträume. Ich kann mich an Träume meiner Tochter erinnern. Sie durchlebte Situationen, in denen ihr jemand den Buddeleimer wegnahm und ähnliches. Momente, die schon Wochen her waren und ihr plötzlich im Schlaf durch den Kopf gingen. Manchmal hat sie mich auch mit wachen Augen angesehen und war immer noch im Kopf in dieser Situation. Sie bat mich, ihr den Buddeleimer zurückzuholen. Das kann einen im ersten Moment erschrecken, ist jedoch völlig normal. Wenn es allerdings häufiger vorkommt, kann das an einer Überreizung im Alltag liegen. Dann tust du gut daran, das Geschehen am Tag ruhiger zu gestalten – insbesondere die letzten Stunden vor dem Zubettgehen. Wenn es trotzdem nicht besser wird, ist das eine Frage an den Kinderarzt wert.

Schlafwandeln ist vor allem bei Kindern im Vorschul- und Schulalter keine Seltenheit. Ich kann mich erinnern, dass ich im Alter zwischen fünf und acht selbst viel schlafgewandelt bin. Ich befand mich dann in meiner eigenen Welt. Plötzlich wurde ich aufgeweckt und blickte in die erschrockenen Augen meiner Mutter. Früher riet man davon ab, Schlafwandler zu wecken. Heute weiß man, dass es nicht schaden kann – zumal Schlafwandeln gefährlich werden kann. Das Kind kann in diesem Zustand Gefahrenquellen nicht wahrnehmen und sich verletzen. Wenn dein Baby im Schlaf krabbelt oder läuft, solltest du dich nicht davor scheuen, es nachts zu wecken. Wichtig ist auch, dass es nicht aus dem Bett steigen oder fallen kann. Ein von Albträumen geplagtes Baby kannst du trösten und beruhigen. Viel mehr können Eltern in dieser Situation nicht tun.

Ähnlich sieht es bei Schlaftrunkenheit aus. Vor allem Säuglinge und Kleinkinder können davon betroffen sein. Es ist ein Zustand zwischen Schlafen und Wachsein. Kinder tun Dinge, an die sie im Wachzustand dann keine Erinnerung mehr haben. Sie wirken wach, sind aber erregt und stehen neben sich. Auf Ansprache reagieren sie nicht. Manchmal sind sie auch wütend oder weinerlich. Unsere Tochter schrie und trat dabei grundlos um sich. Es dauerte eine Weile, bis wir die Ursache durchschauten. In dieser Situation kann man nur aufpassen, dass das Kind sich nicht verletzt. Ermahnen oder Schimpfen bringen gar nichts. Nach maximal 15 Minuten ist der Spuk meistens vorbei.

Dramatisch in seiner Symptomatik, aber nicht gefährlich, ist der sogenannte Nachtschreck. Er kommt allerdings meist erst bei Kindern zwischen zwei und sechs Jahren vor und hat nichts mit Albträumen zu tun. Der Nachtschreck ähnelt der Schlaftrunkenheit. Meistens wird das Kind in den ersten zwei Stunden nach dem Einschlafen wach. Häufig schreit und weint es, wirkt panisch und ist schweißgebadet. Es robbt durchs Bett oder steht vom Bett auf, ohne bei Bewusstsein zu sein. Auch hier gilt: Eltern können nicht viel mehr tun, als abzuwarten und das Kind vor Verletzungen zu bewahren.

Wenn du dein Baby nachts wecken musst

Grundsätzlich ist ein gesunder Schlaf herrlich und sollte möglichst nicht gestört werden. Es kann aber auch sein, dass du dein Baby nachts wecken musst. Der Grund können volle Windeln oder Probleme bei der Gewichtszunahme sein.

Windeln wechseln

Zum Wechseln der Windeln wirst du dein Kleines hin und wieder wecken müssen. Hierzu muss dein Kind nicht komplett wach werden. Nutze saugstarke Windeln, damit du die Nacht nicht so oft unterbrechen musst. Moderne Windeln halten gut trocken. Bei Stuhl muss jedoch sofort gewechselt werden, um Hautirritationen zu vermeiden. Leider nimmt eine vollgesogene Pipi-Windel nicht mehr viel weichen Stuhl auf. Das musste ich immer früh morgens feststellen, wenn die letzte nächtliche Stillmahlzeit verdaut war. Hier konnte auch ein Kleiderwechsel fällig werden, weil sich der weiche Stuhl über den ganzen Rücken im Schlafanzug verteilt hatte.

Am besten hast du nachts für alle Eventualitäten vorgesorgt und musst nicht mehr viel suchen. Achte auf gedämpftes Licht und agiere zügig, aber nicht hektisch, damit dein Baby später wieder schnell zurück in den Schlaf findet.

Übermäßige Müdigkeit

Neugeborene und Babys im vierten Trimester müssen viel gestillt oder gefüttert werden. Sie haben noch einen sehr kleinen Magen und einen großen Energieverbrauch. Durchschnittlich brauchen sie acht bis zwölf Mahlzeiten am Tag. Je öfter und ausgiebiger der Säugling trinkt, desto besser schläft er in der Regel. Es kann jedoch passieren, dass Babys ihren Hunger verschlafen. Wenn das oft vorkommt und das Kind nicht richtig zunimmt, sollten dagegen dringend Maßnahmen ergriffen werden. Die Gründe für eine übermäßige Schläfrigkeit des Babys können vielfältig sein. Vielleicht ist das Neugeborene noch zu unreif. Auch Kaiserschnittbabys neigen unter Umständen zu großer Müdigkeit. Krankheiten wie Gelbsucht können hier ebenfalls eine große Rolle spielen.

Wenn das Baby zu viel schreit oder eine Saugschwäche hat, bekommt es nicht genug Energie. Vielleicht werden auch die Hungerzeichen nicht erkannt oder das Baby ist unterernährt. Dazu kommt es meist, wenn der Milcheinschuss der Mutter verzögert ist. Der Säugling hat dann zu wenig Energie, um ausdauernd zu trinken, wodurch wiederum der Milcheinschuss nicht richtig in Gang kommt. In diesem Fall kannst du probieren, die Brust während des Stillens mit der Hand zu massieren. Das unterstützt den Milchfluss. Oder ihr legt immer wieder eine Pause beim Stillen ein, damit dein Schatz Kraft tanken kann. Bei langanhaltenden Still- und Schlafproblemen ist es angeraten, sich professionelle Hilfe bei Hebamme oder Stillberaterin zu suchen.

Eine Trennung von der Mutter oder zu wenig Körperkontakt führen zu emotionaler Unausgeglichenheit. Das kann einen erhöhten Stresslevel oder höheren Kalorienverbrauch durch Schreien nach sich ziehen. Auch das kann ein Grund für ein erhöhtes Schlafbedürfnis sein. Ebenso die Bewältigung von Traumata oder Komplikationen während der Geburt. Ein häufiger Grund ist auch Reizüberflutung. Im letzten Fall solltest du dein Kind nicht noch mehr stimulieren oder absichtlich wachhalten. Es braucht dann dringend Ruhe und Schlaf.

Sanftes Aufwecken

Schläft dein Baby innerhalb des vierten Trimesters mehr als drei Stunden am Stück, solltest du in Erwägung ziehen, es zum Füttern zu wecken. Am besten geschieht das auf ruhige und sanfte Weise. Du kannst ihm zärtlich mit einem lauwarmen Lappen das Gesicht waschen, bis es davon aufwacht. Oder du kitzelst und massierst seine Füße und sprichst es dabei an. Auch Turnübungen mit den Armen sind eine gute Möglichkeit, deinen Schatz sanft aus dem Traumland zu holen. Natürlich dürfen sie nicht zu heftig sein. Alternativ kannst du das Baby vorsichtig hin und her drehen und sanft aufrichten.

Geht es spezifisch darum, dem schlafenden Kind Nahrung zuzuführen, gibt es noch sanftere Weckmethoden. Auch im Schlaf können Babys Hungersignale zeigen. Sollte es in einer Tiefschlafphase sein und einfach nicht wach werden, versuche es in 15 bis 20 Minuten noch einmal. Dann sollte es in einer Leichtschlafphase sein und sich besser wecken lassen. Probiere, ihm Milch in den Mund zu tröpfeln, oder halte ihm ein Tuch oder Wattepatt mit Milch unter die Nase. Bei Stillkindern kannst du die Muttermilch direkt von der Brust in den Mund tropfen. Nachdem das Baby geschluckt hat, wird der Vorgang wiederholt. Massiere die Brust, so kommt der Milchfluss schneller in Gang. Auch eine Pipette oder ein weicher Löffel können zum Einflößen benutzt werden. Manchmal reicht es auch, das Baby auf die nackte Brust zu legen. Es riecht dann die Milch und dadurch wird der Hungerimpuls ausgelöst.

Wenn dich dein Baby nachts weckt

Babys, die jede Nacht friedlich durchschlafen, sind ein Mythos. In den ersten drei Lebensjahren solltest du beim Thema Babyschlaf auf alles gefasst sein. Durchschnittlich ist es normal, dass Kinder in dieser Altersspanne mindestens ein bis zweimal nachts aufwachen. Oft schlafen sie schnell von allein wieder ein, aber hin und wieder brauchen sie dabei unsere Unterstützung.

Manchmal erwachen Babys aus der Tiefschlafphase, sind dann putzmunter, brabbeln und kullern durchs Bett. Dann ist es manchmal schwierig zu erkennen, was dein Baby braucht. In den ersten drei bis sechs Lebensmonaten kann es sein, dass es tatsächlich in einer Wachphase ist. Versuche, es wieder in den Schlaf zu bringen, sorgen dann eher für Frustration. Je mehr sich der Biorhythmus des Babys an längere Nachtphasen gewöhnt hat, desto wahrscheinlicher ist es, dass es noch nicht ausgeschlafen hat. Oft kann es dann bei Entwicklungsschüben zu diesem Verhalten kommen. Mitten in der Nacht fängt dein Schatz plötzlich an, etwas Neues zu trainieren. Hier hilft es auf jeden Fall, ruhig zu bleiben. Es gibt eigentlich nur zwei Optionen: Du kannst abwarten, ob das Baby irgendwann die spannende Aktion aufgibt und allein wieder in den Schlaf findet. Du kannst es auch mit Zureden und Streicheleinheiten wieder in den Schlaf locken. Probiere einfach aus, was für euch am besten funktioniert.

Schläft das Kind in seinem eigenen Bett, musst du ihm dort notgedrungen Gesellschaft leisten und selbst deine Bettwärme verlassen. Schläft das Baby im Elternbett, sind wahrscheinlich beide Partner wach, bis es wieder einschläft. Der Vorteil ist, dass du ihm hier mehr Geborgenheit und Nähe geben kannst. Außerdem wirst du meistens selbst sanfter durch das Kleine geweckt. Du bekommst seine Regungen mit, bevor es anfängt zu schreien – und kannst schneller reagieren. Auch musst du nicht aufstehen und zum Babybettchen oder in ein anderes Zimmer gehen. Dadurch kannst du selbst besser wieder einschlafen. Wird dein Schatz noch gestillt, ziehe ihn ganz einfach im Bett an dich heran und lege ihn an. Vor allem nachts wird durch die Abgabe der Muttermilch das Hormon Prolaktin freigesetzt. Es fördert den Schlaf und du kannst dadurch selbst besser einschlafen. Die Natur hat das clever eingerichtet. Da Saugen den Babys oft beim Einschlafen hilft, kann es auch bei Flaschenkindern gut funktionieren, ihnen das Fläschchen zum Einschlafen zu geben. Am besten dicht an Mama und Papa gekuschelt.

Schläft das Baby in seinem eigenen Bettchen, gibt es immer die Option, es mit ins Elternbett zu nehmen. Die Wärme und Geborgenheit geben ihm die Sicherheit, loszulassen und wieder in den Schlaf zu finden. Oft wird diese Methode skeptisch betrachtet. Bei Babys herrscht die Sorge vor, sie würden sich daran gewöhnen und immer im Elternbett schlafen wollen. Bei Kleinkindern wird erwartet, dass sie allein schlafen und nicht noch im Vorschulalter zu Mama und Papa ins Bett wollen. Es gilt allgemeinhin als Aushängeschild für eine gute Erziehung, das Baby möglichst früh an sein eigenes Bett zu gewöhnen.

Manche Experten sehen drei Jahre als das Alter an, ab dem ein Kind vornehmlich in seinem eigenen Bett schlafen kann. In diesem Alter werden die Kinder autonomer und fordern auch oft von selbst ihr eigenes Bett. Sie sind dann richtig stolz darauf, selbst ein Bett für sich zu haben und allein schlafen zu können. Andere hängen hingegen noch sehr am gemeinsamen Schlaf mit den Eltern. Haben die Eltern kein Problem damit, ist das Familienbett eine schöne Sache für alle. Eine andere Idee ist es, deinem Baby gleich ein größeres eigenes Bett zu geben, damit du dich bei nächtlichen Schlafschwierigkeiten dazulegen kannst, bis dein Kind wieder einschläft. Achte hierbei auf die Sicherheit. Viele Eltern haben auch eine größere Matratze für sich vor dem Babybett liegen, um bei Bedarf eine Weile etwas mehr Nähe geben zu können. Dabei können sie selbst gemütlich eindösen. Das ist allemal entspannter, als neben dem Babybett zu stehen.

Gesundheitliche Beeinträchtigungen des Nachtschlafs

Bei Unwohlsein und Krankheiten ist an friedlichen Nachtschlaf nicht zu denken. Das Baby ist hier leider in einer ziemlich schwachen Position: Es kann weder sagen, was ihm fehlt, noch wodurch du seine Beschwerden lindern kannst. Umso wichtiger ist es, Krankheiten schnell zu bemerken und zu wissen, was deinem Baby diese schwere Zeit erleichtern kann. Natürlich sind viele Symptome schnell zu erkennen: Husten und Heiserkeit, eine laufende Nase oder eine heiße Stirn. Glühende Bäckchen, Nachtschweiß oder blasse Haut sind auch gute Indikatoren. Ein weiteres Zeichen für ein gesundheitliches Problem kann sein, dass ein Baby aus heiterem Himmel schreit und Einschlafprobleme hat. Durch Fiebermessen kannst du die Temperatur prüfen, wenn du dir nicht sicher bist. Hat das Baby beim rektalen Messen eine Temperatur von unter 36 Grad oder über 38,5 Grad, solltest du mit ihm zum Kinderarzt gehen. Dasselbe gilt bei mehrmaligem Erbrechen – vor allem wenn das Erbrochene eine grüne oder gelbe Farbe hat. Obacht ist auch geboten bei anhaltender Verstopfung oder Durchfall. Letzteres kann vor allem für Säuglinge im vierten Trimester ein Problem werden, da Flüssigkeitsverlust in diesem Alter gefährlich ist. Wenn das Baby binnen eines Zeitfensters von acht bis zwölf Stunden die doppelte Menge an Schlaf braucht, wenig trinkt und apathisch wirkt, empfiehlt sich auf jeden Fall ein Gang zum Arzt.

Folgend findest du weitere Tipps zu gesundheitlichen Beeinträchtigungen und wie du sie erkennen kannst.

Schlafstörungen durch Geburtsblockaden

Das Wunder der Geburt ist unterm Strich ein sehr brachialer Vorgang. Der Körper des Babys wird zusammengestaucht und einem großen physikalischen Druck ausgesetzt. Dadurch können sogenannte Geburtsblockaden entstehen. Wirbelsäule, Schultern, Becken oder die Halsmuskulatur sind dann nur eingeschränkt beweglich. So war es zum Beispiel auch bei meiner Tochter. Meiner Meinung nach lag das daran, dass die Geburt enorm schnell vor sich ging und dabei zu schnell zu viel Kraft auf den kleinen Körper ausgeübt wurde. In der Folge gab es erhebliche Stillprobleme. Ein Anzeichen für Blockaden kann sein, dass dein Schatz oft und langanhaltend schreit, ohne dass du einen Grund dafür ausmachen kannst. Auch wenn er nur gekrümmt im Bett liegt, wild mit den Armen rudert oder immer schreit, wenn du ihn hochnimmst oder ablegst, können das Symptome dafür sein. Genauso deuten eine eingeschränkte Bewegung des Kopfes und Schlafstörungen darauf hin.

Wenn das Baby den Kopf bevorzugt nur zu einer Seite dreht oder weint, sobald es auf den Rücken oder auf den Bauch gedreht wird, sind das auch untrügliche Anzeichen.

Die Ursache für Blockaden bei Neugeborenen kann in der Zeit vor der Geburt liegen – etwa, wenn das Baby zu wenig Platz in der Gebärmutter hatte. So treten Blockaden auch oft bei Mehrlingsgeburten auf. Da ein Baby sich in den ersten Lebensmonaten im Allgemeinen nur sehr eingeschränkt bewegen kann, erkennt man Blockaden meist nicht sofort. Daher empfiehlt sich ein vorbeugender Check binnen der ersten vier Wochen nach der Geburt. Vor allem, wenn es während der Niederkunft zu Geburtsinterventionen gekommen ist. Wenn die Geburt eingeleitet wurde oder dein Baby durch Zuhilfenahme von Saugglocke oder Zange zur Welt gebracht wurde, ist das Risiko von Geburtsblockaden erhöht. Dasselbe gilt für Kaiserschnittbabys. Steht die Diagnose fest, können ein Kinderarzt oder ein Osteopath für Linderung der Beschwerden sorgen. Oft lösen sich solche Blockaden in den ersten Wochen von allein, allerdings ist das nicht immer der Fall.

Osteopathie ist eine sehr sanfte, ganzheitliche Heilmethode. Sie aktiviert die Selbstheilungskräfte des Körpers und beschleunigt das Lösen der Blockaden. Allerdings ist darauf zu achten, dass der Osteopath auch eine entsprechende Qualifikation zur Behandlung von Babys hat. Bleiben Gelenkblockaden unbehandelt, kann das unter Umständen längerfristige Folgen haben: Probleme beim Krabbeln, Laufen oder beim Sprechen. Auch ein übermäßiger Bewegungsdrang, Konzentrationsprobleme oder Schwierigkeiten bei feinmotorischen Fähigkeiten können daraus resultieren.

Im Zusammenhang mit Blockaden kommt es häufig zum sogenannten KISS-Syndrom (Kopfgelenk-induzierte-Symmetrie-Störung). Dabei handelt es sich um eine Fehlstellung der Kopfgelenke. Ursachen sind meist physische Beeinträchtigungen aufgrund einer schwierigen Geburt oder eine ungünstige Lage beim Neugeborenen. So haben zum Beispiel Sternengucker-Babys, die also bei der klassischen Krankenbettgeburt den Kopf nach oben gerichtet haben, ein erhöhtes Risiko. Liegen die Ursachen im Geburtsvorgang begründet, zeigen sich die ersten Anzeichen oft erst nach ein paar Wochen. Ist eine Fehlstellung im Mutterleib der Grund, treten die Symptome meist kurz nach der Geburt auf.

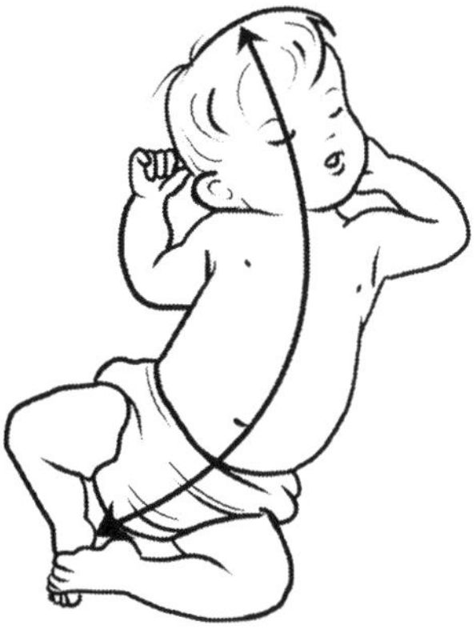

Bild 4: KISS-Symptome sind unter anderem nur eine bestimmte Blick- und Drehrichtung, gestörter Schlaf, Probleme beim Trinken und Schreien.

Die häufigsten Anzeichen sind, dass das Baby nur eine bestimmte Blickrichtung hat oder sich bevorzugt nach einer Seite dreht. Ein gestörter Schlaf, Probleme beim Trinken, Unruhe und übermäßiges Schreien sind weitere Symptome. Oft werden Babys mit KISS-Syndrom fälschlich als Schreibabys oder Kolik-Babys deklariert. Hier empfiehlt es sich, das Baby genau zu beobachten und die Symptomatik zu prüfen. Je schneller ihm geholfen wird, desto besser wird es sich entwickeln und desto glücklicher wird es in sein Leben starten. Bei Verdacht auf das KISS Syndrom führt der beste Weg zum Kinderarzt oder gleich zum Osteopathen oder Manualtherapeuten. In 80 Prozent der Fälle zeigt sich eine erhebliche Besserung bereits nach der ersten Behandlung. Manchmal sind auch mehrere Therapiestunden nötig. Eine Langzeitbehandlung ist bei diesem Syndrom und auch bei anderen Geburtsblockaden eher eine Seltenheit.

Koliken und Verdauungsstörungen

Verdauungsstörungen entstehen oft, weil das Baby beim Schreien und Trinken Luft schluckt. Beim Stillen oder Fläschchengeben kann man das an häufigem, lautem Schmatzen erkennen. Dadurch entstehen Blähungen, die unangenehm und teilweise schmerzhaft sein können. Um dem entgegenzuwirken, lässt man die Kleinen deswegen nach jeder Mahlzeit Bäuerchen machen. Wichtig ist auch, das Baby in einer aufrechteren Position zu füttern. Beim Fläschchengeben kannst du verschieden Produkte und Kombinationen von Flaschen und Saugern ausprobieren. So findest du eine Variation, bei der dein Baby möglichst wenig Luft schluckt.

Wenn du stillst, kann es helfen, selbst keine aufblähenden Nahrungsmittel zu dir zu nehmen. Dazu gehören zum Beispiel Bohnen, Linsen, Weißkohl, Rosenkohl, Knoblauch, Zwiebeln oder Paprika. Südfrüchte und Obst, das viel Säure enthält, können ebenfalls Verdauungsprobleme beim Baby verursachen. Erdbeeren oder Orangen sind hier zu nennen. Je nachdem, wie sensibel der Magen deines Babys ist, können auch Kaffee, Tee oder Schokolade seinen Organismus durcheinanderwirbeln. Koffein verbleibt bis zu sechs Stunden in der Muttermilch. Ab einer Stunde nach der Stillmahlzeit kann es beim Baby zu Unwohlsein oder aufgeregtem Verhalten führen. Stillenden Müttern sei deshalb koffeinfreier Kaffee ans Herz gelegt.

Eine weitere Ursache für Magen- und Darmbeschwerden können Lebensmittelunverträglichkeiten oder Allergien sein. Bei Babys ist die Darmschleimhaut noch nicht ausgereift. Dadurch können Moleküle, die Allergien auslösen, leicht in den Blutkreislauf gelangen. In der Regel ist es selten, dass Babys Allergien aufgrund der Ernährung ihrer Mütter bekommen. Unverträglichkeiten von Kuhmilch oder Sojamilch sind jedoch recht häufig. Das sollte auch beim Füttern mit dem Fläschchen beachtet werden. Kuhmilch sollte daher langsam und erst ab dem sechsten Lebensmonat in kleinen Mengen über den Brei eingeführt werden. Im ersten Lebensjahr eignet sich Kuhmilch nicht als Ersatz für Muttermilch oder Flaschenmilch-Nahrung. Bei Problemen mit Kuhmilch ist deutlich zwischen einer Unverträglichkeit (fehlgeleitete Immunreaktion) und einer tatsächlichen Laktoseintoleranz (langanhaltender Durchfall, Gedeihstörung) zu unterscheiden. Hat dein Baby Reaktionen wie bei einer Unverträglichkeit, können auch Milchbestandteile aus deiner Ernährung in die Muttermilch geraten sein. Das könnte aber noch im Flaschenalter vorbeigehen. Sollte dein Baby tatsächlich laktoseintolerant sein und die Muttermilch nicht vertragen, kannst du das Enzym Laktase zusetzen, das die Laktose spaltet und so für dein Kind aufbereitet. Solche Präparate können auch direkt verabreicht werden. Eine angeborene Laktoseintoleranz ist jedoch sehr selten. Häufig tritt sie erst ab dem Schulalter auf (vgl. www.still-lexikon.de 2020).

Im vierten Trimester wird bei schreienden Säuglingen oft auf Koliken getippt. Der Begriff »Kolik« ist abgeleitet vom griechischen Wort »kolikós«, das »Darmleiden« bedeutet. Im antiken Griechenland wurde in erster Linie diese Art von Leiden für das Schreien von Babys verantwortlich gemacht. Sie sind nicht immer der Grund, warum ein Baby in dieser frühen Phase seines Lebens unleidlich ist. Dennoch kommen sie in den ersten drei Monaten nach der Geburt häufig vor – daher auch der gebräuchliche Name »Dreimonatskolik«. Über die Ursache ist sich die Wissenschaft noch nicht einig. Vorherrschende Theorie ist, dass Babys einfach geboren werden, bevor sie biologisch richtig reif dafür sind und dass ihr Verdauungstrakt einfach noch nicht weit genug entwickelt ist. Das löst dann Darmbeschwerden aus, die teilweise durch die Art der Nahrungsaufnahme und andere Faktoren verschlimmert werden können.

Woran erkenne ich Koliken?

- Sich wiederholende Schreiphasen, die eine bis drei Stunden dauern können
- Sehr abruptes und schrilles Wimmern und Schreien
- Schreien beginnt meist während des Fütterns oder direkt danach
- Das Baby windet sich, krümmt sich und ist oft unruhig
- Auf den Arm nehmen, Füttern o. ä. beruhigt nicht lange
- Das Baby ist ansonsten fit und glücklich
- Treten meist im Alter von drei Wochen bis vier Monaten auf

Die Beschwerden bei Kolik-Babys zeigen sich zumeist in den Abendstunden. Sie winden sich und schreien, manchmal stundenlang. Gegen Koliken können verschiedene Techniken helfen. Das

Tragen im Tragetuch mit angewinkelten Beinen lindert beispielsweise die Schmerzen, da der gerundete Rücken das Ablassen der Verdauungsgase erleichtert. Du könntest auch das Baby in eine Hängematte betten oder seine Beine im Liegen mit einem Kissen etwas anwinkeln. Mit einem Nestchen könntest du eine Kuhle für den Rücken bilden. Alternativ kannst du es warm einpacken und im Kinderwagen schaukeln. Ein warmes Bad kann ebenso Abhilfe schaffen wie Wärmflaschen, angewärmte Kirschkernkissen und ähnliches. Dabei musst du natürlich darauf achten, dass es nicht zu heiß ist für die zarte Babyhaut. Bauchmassagen können ebenfalls sehr wirkungsvoll sein. Eine weitere Technik ist folgende: Lege dein Baby mit dem Bauch nach unten über deine Beine und streichle sanft seinen Rücken. Stillende Mütter sollten ihr Kind so häufig wie möglich anlegen. Fütterungen sollten am besten in ruhiger Atmosphäre erfolgen. Beim Fläschchengeben ist es ratsam, eher kleine Mengen zu füttern. Im Ausgleich wird dann die Häufigkeit des Fläschchengebens gesteigert. Im Notfall kann dir auch dein Kinderarzt ein paar wirkungsvolle Mittelchen empfehlen.

Nicht immer ist es einfach, zwischen Koliken und anderen Magen- und Darmbeschwerden zu unterscheiden. Bei Blähungen und Verstopfungen treten oft ähnliche Symptome auf – genauso beim sogenannten Reflux (siehe S. 123). In den meisten Fällen spucken Babys bei diesem Rückfluss nur ein bisschen Milch wieder aus. Es kann jedoch auch zu Erbrechen kommen oder mit Schmerzen einhergehen. Das ähnelt dann dem Sodbrennen bei Erwachsenen. Der Unterschied zwischen diesen Beschwerden und Koliken ist, dass man konkret etwas gegen Verdauungsstörungen und Reflux tun kann. Wenn du zum Beispiel auf bestimmte Lebensmittel oder Koffein verzichtest und dein Baby danach keine Beschwerden mehr hat, hast du die Ursache für sein Leiden wahrscheinlich gefunden. Koliken lassen sich zwar lindern, aber nicht im üblichen Sinne heilen. Das sorgt manchmal bei Eltern für Verwirrung und Verzweiflung. Da üblicherweise Neugeborene unter Koliken leiden, glauben unerfahrene Mütter und Väter oft, sie könnten nicht mit dem Kind umgehen. Andere vermuten eine schwere Krankheit oder fühlen sich von ihrem Kind abgelehnt. Eltern müssen sich bewusst sein, dass sie die Situation zwar etwas verbessern, aber eben nicht ändern können. Und der große Lichtblick: Die Häufigkeit von Koliken und Magenbeschwerden nimmt bereits nach den ersten drei Lebensmonaten beträchtlich ab. Nach vier Monaten ist der Spuk mit den Koliken dann ganz vorbei. Außerdem ziehen sie keine bleibenden Schäden nach sich.

Es gibt viele Kniffe und Methoden, um Koliken zu lindern. Die langen Schreiphasen sind hart für das Baby, aber auch eine Belastungsprobe für die Eltern. Es ist wichtig, sich selbst zu entlasten und den Alltag auf das Nötigste zu reduzieren. Widme deine Zeit nur deinem Baby und dir selbst. Wenn es jemanden gibt, der dir das Baby für ein, zwei Stunden abnehmen kann, dann mache davon Gebrauch. Nutze die Zeit zum Schlafen oder Entspannen. Mir hat es sehr geholfen, mich darüber mit anderen Eltern und meiner Hebamme auszutauschen. Generell kann bei Verdacht auf Koliken auch ein Gang zum Kinderarzt nicht schaden, um abzuklären ob alles in Ordnung ist.

Wenn dein Baby länger als vier Monate mit Koliken zu kämpfen hat, empfiehlt sich dringend ein Arztbesuch. Das gilt auch, wenn es sich beim Schreien übergibt, große Schmerzen hat oder sich gegen Berührungen wehrt. Nimmt es nicht zu oder bleibt die Windel trocken, ist das auch ein Warnsignal. Dasselbe gilt, wenn es mehrere Tage lang keinen Stuhlgang hat. Schreit dein Baby auch tagsüber viel, kann sein Leiden andere Ursachen haben. Wenn nichts Konkretes hilft, spende deinem Kind auf jeden Fall Nähe, Wärme und Geborgenheit. Das ist oft die beste Medizin, bis du genaueres weißt.

Schlafen bei Erkältungen und Krankheit

Gegen Erkältungen, diverse Infekte und Fiebererkrankungen kann man mit Medikamenten oft nicht viel ausrichten. Eine hohe Luftfeuchtigkeit im Schlafzimmer ist dann wichtig. In der kalten Jahreszeit kannst du feuchte Tücher auf die Heizung packen. Die verdunstende Feuchtigkeit steigt dann in die Luft. Wichtig ist in solchen Situationen viel Ruhe im Alltag und vor allem viel trinken. Im Fall eines Säuglings heißt das: Muttermilch, Muttermilch-Ersatznahrung, Wasser und ungesüßter Tee. Das Baby sollte so viel Schlaf wie möglich bekommen. Auch braucht es in diesem Zustand besonders viel Nähe und Aufmerksamkeit. Wichtig ist, ein krankes Baby nicht lang allein zu lassen. Es sollte immer unter Beobachtung stehen.

Wenn Babys krank sind, schlafen sie oft schlecht. Bei Schnupfen bekommen sie wenig Luft und das hindert sie am Einschlafen. Hartnäckiger Husten weckt sie oft in der Leichtschlafphase. Auch Schmerzen oder Übelkeit verhindern ein friedliches Einschlummern. Fieberträume oder das eigene Niesen lassen sie nachts aufschrecken. Auch wenn sie sich schlapp und müde fühlen, finden kranke Babys nur schwer in den Schlaf. Sie spüren, dass etwas mit ihnen nicht stimmt, doch sie können diese Gefühle nicht einordnen. Das ängstigt sie. So entsteht Stress, der sie am Einschlafen hindert.

Erkältungen werden durch hartnäckige Viren übertragen. Dabei kann es zur Schmierinfektion ausreichen, wenn zwei Kinder mit demselben Spielzeug spielen. Deswegen ist es ratsam, nach dem Spielplatzbesuch oder der Krabbelgruppe die Hände gründlich mit Seife zu waschen. Hat dein Baby oder jemand anderes in der Familie sich angesteckt, ist ein Höchstmaß an Hygiene angesagt, um die Weitergabe der Viren zu verhindern.

Gegen Husten helfen häufiges Lüften und warme Brustwickel. Auch solltest du beim Schlafen den Oberkörper deines Babys höher lagern. Dazu kannst du ein Keilkissen oder ein Buch unter die Matratze schieben. Wenn dein Baby flach liegt, kann es schlechter abhusten. Außerdem muss es manchmal den Schleim ausspucken. In flacher Liegeposition kann es dabei zu Verschlucken und erneutem Husten kommen. Mir haben bei meiner Tochter Zwiebelsäckchen sehr geholfen. Ich habe ein paar Scheiben Zwiebeln leicht angebraten, in ein Säckchen gepackt und über das Babybett gehängt. Die Zwiebeln dünsten aus und das befreit die Atemwege. Auf andere ätherische Öle wie Kampfer, Menthol oder Eukalyptus solltest du verzichten. Hier kann es zu allergischen Reaktionen kommen. Auch Hustensaft ist wenig erfolgversprechend. Hilfreicher ist ungesüßter Tee, am besten Holunder oder Fenchel.

In der kalten Jahreszeit kann sich ein Baby auch eine Bronchitis einfangen. Das ist eine Schleimhautentzündung in den Bronchien der Lunge. Meist klingt sie nach zwei Wochen wieder ab. Allerdings kann sie auch chronisch werden. Zumeist ist die Bronchitis eine Begleiterscheinung von Erkältungen und grippalen Infekten. Auslöser können auch Erkrankungen wie Masern oder Keuchhusten sein. Allergien oder Stoffwechselerkrankungen sowie das Einatmen von Zigarettenqualm oder anderem Rauch begünstigen die Entstehung dieser Krankheit. Die Symptome einer akuten Bronchitis beginnen mit erhöhter Temperatur und trockenem Husten. Wenn zu Beginn Fieber auftritt, verschwindet es meist wieder. Beim Husten kommt es zu rasselnden Geräuschen. Auch Atemnot macht deinem Baby dann zu schaffen. Es kann zu schleimigem oder eitrigem Auswurf kommen. Eine chronische Bronchitis hat ähnliche Symptome. Doch sie kehrt immer wieder. Behandeln kannst du die Bronchitis genauso wie einen normalen Husten. Allerdings solltest du bei einem Verdacht auf diese Krankheit unbedingt einen Kinderarzt konsultieren. Eine verengende (obstruktive) Bronchitis kann für Babys und Kleinkinder richtig gefährlich werden.

Dabei führt eine entzündliche Schleimbildung zu Atemproblemen. Der Atem klingt meist pfeifend. Die Bronchien können kollabieren. Das führt zu einer sich ständig verschlechternden Atemnot. Sind die Bronchien bereits akut entzündet, kann es auch zu einer eitrigen bakteriellen Infektion kommen. Diese ist daran zu erkennen, dass das Baby gelblichen bis grünlichen Auswurf hustet. In der Folge kann es auch zu einer Lungenentzündung kommen. Je nach Schweregrad einer Bronchitis wird der Arzt verschiedene Tests machen: vom Abhören über Allergietests bis zum Röntgen, eine Endoskopie oder eventuell eine Gewebeentnahme. Bei einer viralen Infektion werden schleimlösende Mittel verschrieben. Sind bakterielle Erreger mit im Spiel, wird zu Antibiotika gegriffen. Ein Inhalator befeuchtet die Atemwege und lindert Husten und Entzündung. Er hilft auch beim Abhusten und ist ein erprobtes Mittel.

Eine weitere Erkrankung, die einen Arztbesuch zwingend erfordert, ist der sogenannte Pseudokrupp. Allerdings sind davon meist Kinder im Alter von ein bis drei Jahren betroffen. Beim Pseudokrupp sind die Atemwege zwischen Kehlkopf und Luftröhre von einem Infekt befallen. Das führt bei Kindern zu heftigen Hustenanfällen und Atemnot. Das Atmen klingt brummend. Bei solchen Symptomen solltest du einen Rettungswagen rufen. Dann am besten das Kind warm anziehen und mit ihm ins Freie gehen. Du kannst dich für eine erste Linderung mit ihm auch ans offene Fenster stellen oder vor die kalte Dusche.

Wenn Babys eine Erkältung durchstehen, gehört ein mehr oder weniger ausgeprägter Schnupfen meist automatisch dazu. Da Babys nur durch die Nase atmen und nicht durch den Mund, nisten sich schneller Viren in den empfindlichen Nasenschleimhäuten ein. Es ist wichtig, das verstopfte Babynäschen möglichst frei zu halten. Hierfür gibt es Nasentropfen für Babys. Auch eine Meersalzlösung hilft. Sogar Muttermilch kannst du verwenden. In ihr sind Stoffe enthalten, die dafür sorgen, dass die Nasenschleimhaut abschwillt. Zum Absaugen des Schleims gibt es manuelle Saugpumpen. Erfahrungsgemäß hassen Babys es, damit traktiert zu werden. Wenn danach die Atemwege jedoch frei sind, werden sie es dir mit einem friedlichen Nachtschlaf danken. Etwas gegen Schnupfen beim Baby zu unternehmen, ist sehr wichtig. Die entzündete Nasenschleimhaut bietet eine gute Pforte für andere Viren und Bakterien. So kann sich eine einfache Erkältung zu einer Nebenhöhlenentzündung, einer Hals- oder Kehlkopfentzündung auswachsen.

Auch Mandel- und Mittelohrenentzündungen können hier ihren Ausgang nehmen.

Eine Mittelohrentzündung ist eine der häufigsten Erkrankungen bei Babys und Kleinkindern. Wenn wir schlucken, fließt dabei Körperflüssigkeit vom Rachenraum zum Mittelohr. Sind allerdings die Schleimhäute angeschwollen – zum Beispiel aufgrund eines Schnupfens – kann diese Flüssigkeit nicht abfließen. Dadurch entstehen perfekte Lebensbedingungen für Viren und Bakterien. Eiter wird gebildet und drückt auf das Trommelfell, das sich dadurch entzündet. Es kommt zu Fieber und pochenden Ohrenschmerzen. Klare Anzeichen für eine Ohrenentzündung bei einem Säugling sind, dass er oft an seine Ohren greift oder daran reibt. Entsteht im Trommelfell aufgrund des Drucks ein kleiner Riss, dringen eitrige Flüssigkeit und ein unangenehmer Geruch aus dem Ohr. Meist sind die Zeichen allerdings nicht so klar. Auf eine Mittelohrentzündung hinweisen können auch Symptome wie Durchfall, eine laufende Nase, vermehrtes nächtliches Erwachen, Schreien oder weniger Appetit. Babys mit Ohrenentzündung haben oft Schmerzen beim Schlucken. In einer liegenden Position weinen sie schneller als in einer sitzenden.

Bei Verdacht auf eine Mittelohrentzündung muss immer ein Arzt zurate gezogen werden. Er kann bei der Untersuchung feststellen, ob es sich um einen viralen oder einen bakteriellen Infekt handelt. Bei einem viralen Infekt wird er wahrscheinlich Ohrentropfen verschreiben, die die Schmerzen lindern. Durch Viren hervorgerufene Entzündungen muss der Körper allein bekämpfen. Ist die Entzündung bakteriell, wird er ein für Babys geeignetes Antibiotikum verschreiben. Dies ist unbedingt so einzunehmen, wie es der Arzt verordnet hat. Keinesfalls darfst du die Einnahme früher abbrechen, weil es deinem Baby besser geht. Ansonsten können die Bakterien Resistenzen entwickeln und sind dann schlechter oder gar nicht mehr zu bekämpfen.

Bei einer Mittelohrentzündung darf kein Wasser in das Ohr gelangen. Dein Kind braucht absolute Ruhe und möglichst viel Schlaf. Daher ist es besonders wichtig, etwas gegen die Schmerzen zu unternehmen. Ein guter Tipp sind warme Kompressen, die du auf das entzündete Ohr legen kannst. Auch ein Zwiebelsäckchen kann helfen. Nach Absprache mit dem Arzt kannst du zu geeigneten Schmerzmitteln greifen. Aspirin ist jedoch für kleine Kinder tabu. Flach liegen ist für Babys mit Ohrenentzündung sehr unangenehm. Daher solltest du versuchen, seinen Oberkörper im Bettchen etwas höher zu betten. Oder lasse es im Buggy oder im Autokindersitz schlafen. Als meine Tochter eine Mittelohrentzündung hatte, hat sie quasi zwei Tage lang im Tragetuch gewohnt und die meiste Zeit geschlafen.

Wie bei Erwachsenen auch werden bei Babys viele Infekte durch Fieber begleitet. Bei Babys spricht man von Fieber bei Temperaturen über 38,5 Grad. Für Säuglinge unter drei Monaten gilt 37,8 Grad als Richtwert. Sinkt das Fieber nicht, sollte unbedingt ein Kinderarzt aufgesucht werden. Fieber hilft im Kampf gegen Krankheitserreger und ist eigentlich etwas Gutes. Daher sollten nicht permanent fiebersenkende Medikamente zum Einsatz kommen. Meistens können kranke Babys auch besser schlafen, wenn sie Fieber haben. Wenn dein Kleines im Schlaf stark schwitzt, solltest du darauf achten, dass Bettdecke und Schlafanzug nicht zu dick sind. Leidet dein Baby sehr unter dem Fieber oder hat über 39 Grad, schaffen kühle Wadenwickel Abhilfe. Dabei solltest du auf lauwarmes Wasser zurückgreifen und die Wickel alle 30 Minuten wechseln. Länger als eine Stunde am Stück sollten die Wickel nicht eingesetzt werden. In der Apotheke gibt es spezielle Fieberzäpfchen für Babys. Auch auf weitere fiebersenkende Medikamente kannst du bei derart hohen Temperaturen zurückgreifen. Mittel der Wahl sollte hier ausschließlich Ibuprofen oder Paracetamol sein. Bei der Anwendung ist allerdings große Sorgfalt gefragt. Du solltest dich beim Kinderarzt oder in der Apotheke genau über Höhe der Dosierung und die Häufigkeit der Verabreichung informieren. Bei falscher Anwendung besteht zum Beispiel die Gefahr von Leberschäden.

0 – 3 Monate	Normaltemperatur	36 – 37 Grad Celsius
0 – 3 Monate	Leichtes Fieber	ab 38 Grad Celsius
0 – 3 Monate	hohes Fieber	ab 38,5 Grad Celsius
3 – 36 Monate	Normaltemperatur	36 – 37 Grad Celsius
3 – 36 Monate	Leichtes Fieber	ab 37,5 Grad Celsius
3 – 36 Monate	Fieber	ab 38,5 Grad Celsius
3 – 36 Monate	Hohes Fieber	ab 39 Grad Celsius

Tabelle 4: Fiebertabelle für Babys von 0 bis 36 Monaten (www.babysicherheit24.de 2020)

In wenigen Fällen kann es bei Babys ab fünf Monaten in akuten Fieberphasen auch zu Fieberkrämpfen kommen. Dabei treten Zuckungen auf, das Baby wirkt apathisch und verdreht die Augen. Auch eine kurze Ohnmacht kann vorkommen. In solchen Fällen solltest du den Notarzt rufen. Das heißt nicht, dass dein Kind in akuter Gefahr ist. Der Notarzt hat die nötige Kompetenz, den Handlungsbedarf zu erkennen. Kommt es häufig zu Fieberkrämpfen, kann eine ernsthafte Erkrankung dahinterstecken.

Fieber, Unwohlsein, Quengelei und anhängliches Verhalten können oft auch nach einer Impfung vorkommen. Das Baby findet schlechter in den Schlaf und wacht häufiger auf. Manchen Kindern merkt man gar nichts an, andere sind vielleicht eine Woche lang krank. Ihnen fehlt allerdings nicht wirklich etwas. Das Immunsystem bildet in dieser Zeit Antikörper gegen die Erreger aus, gegen die das Baby geimpft wurde. Du solltest dich bei einer Impfung darauf einstellen, dass dein Baby danach eventuell besonders viel Zuwendung braucht.

Reflux und Übelkeit

Wenn dein Baby hektisch schluckt, die Nahrung verweigert, sich oft übergibt, unter Schluckauf leidet und schreit, wenn es auf dem Rücken liegt, kann ein gastroösophagealer Reflux** dahinterstecken. Hierbei fließt der Inhalt des Magens zurück in die Speiseröhre. Die Folgen sind oft heftiges Sodbrennen und Übelkeit. In gravierenden Fällen kann es auch zu häufigem Erbrechen kommen. Je nach Dauer oder Häufigkeit des Reflux kann daraus eine geringe Gewichtszunahme resultieren.

Reflux tritt häufig in den ersten Lebensmonaten auf, da das Verdauungssystem des Babys noch nicht ausgereift ist. Ausgelöst werden kann er zum Beispiel, wenn das Baby zu hastig trinkt und dadurch viel Luft in die Speiseröhre gelangt. Begünstigt wird das, wenn der Milchspendereflex der Mutter sehr stark oder das Loch im Flaschensauger zu groß ist. Es kann allerdings auch eine genetische Veranlagung vorliegen. Die Symptome können, wie eingangs erwähnt, vielfältig sein. Oft mögen Babys mit Reflux lieber sitzen, weil sie sich in Liegepositionen unwohl fühlen. Auch häufige Er-

---

** Gastroösophagealer Reflux ist ein gesteigerter Rückfluss von saurem Mageninhalt in die Speiseröhre. Die Schließmuskeln, die den Nahrungsbrei unten halten und die Speiseröhre verschließen sollen, funktionieren nicht richtig. Im Säuglingsalter ist er ein physiologisches Problem, aber keine Krankheit.

kältung, Husten oder verstopfte Nebenhöhlen können Symptome darstellen.

Längeres Schreien oder Weinen verschlimmert die Symptome. Deswegen ist es wichtig, das Kind zu beruhigen. Die Babykleidung darf nicht zu eng sitzen. Außerdem sollte es jetzt eher in kleineren Abständen und kleineren Dosen gefüttert werden. Lasse es öfter ein Bäuerchen machen. Probiere zehn Minuten nach dem letzten Bäuerchen nochmal, ob vielleicht noch Luft im Bauch ist. Wenn du mit der Flasche fütterst, steige gegebenenfalls auf eine andere Fertigmilch um. Oft helfen dickflüssigere Produkte. Probiere, ob das Baby mit anderen Saugern besser trinken kann. Halte das Baby nach dem Stillen oder Füttern länger in aufrechter Position, aber auf keinen Fall in einer Position, in der es nach vorn kippen kann. Lagere im Bettchen seinen Oberkörper etwas höher oder lass es in Bauchlage einschlafen und drehe es später erst in die empfohlene Rückenlage.

Bei Verdacht auf Reflux ist es immer angeraten, einen Kinderarzt zu konsultieren. Sofort zum Arzt gegen solltest du, wenn folgende Symptome auftreten:

- Blässe
- Unzureichende Gewichtszunahme
- Durchfall
- Fieber
- Schwallartiges Übergeben
- Regelmäßiges Erbrechen
- Spucken in nüchternem Zustand
- Häufiges Husten nach dem Füttern oder Stillen
- Blut im Erbrochenen
- Häufige Schmerzen

Reflux ist meist harmlos. Allerdings kann es zu Entzündungen im Rachen kommen und im schlimmsten Fall zu entzündlichen Veränderungen in der Lunge.

Je weiter das Verdauungssystem deines Babys ausgereift ist, desto weniger hat es mit Reflux zu kämpfen. Irgendwann verschwinden die Beschwerden ganz.

Schnarchen oder Atemaussetzer

Ein schnarchendes Baby kann unter Umständen sehr süß sein und Schnarchen ist generell nicht problematisch. Wenn dein Baby jedoch zusätzlich im Schlaf prustet, in der Nacht viel schwitzt, durch den Mund atmet und sehr unruhig ist, kann es unter Atemaussetzern leiden. Durchschnittlich sind sogar zehn Prozent aller Babys von dieser sogenannten Schlafapnoe betroffen – also häufige Atemaussetzer im Schlaf. Ursachen sind hauptsächlich verengte Atemwege, eine vorübergehende Blockade der Speiseröhre oder ein überstreckter Hals. Auch Übergewicht, eine Fehlstellung des Unterkiefers, Polypen oder vergrößerte Mandeln können der Grund sein. Regelmäßige Atempausen von unter 20 Sekunden sind bei Säuglingen allerdings normal. Wenn ansonsten keine weiteren Symptome oder Probleme auftauchen, handelt es sich nicht um eine Apnoe. Wenn das Baby laut durch den Mund atmet, schnarcht oder keucht und fünfmal binnen einer Stunde Atemaussetzer von über zehn Sekunden hat, ist das ein Alarmsignal.

Auch bei Frühgeborenen sind Atemaussetzer keine Seltenheit. Vor allem in den ersten Tagen nach der Geburt. Hier spricht man von der sogenannten Frühgeborenen-Apnoe. Je früher das Kind geboren wurde, desto häufiger ist sie. Das Kind atmet zwar regelmäßig, es kommt jedoch oft zu Atemaussetzern. Meistens setzt die Atmung für mindestens 5 Sekunden aus. Das Herz schlägt dann langsamer und die Haut des Babys wird blau. Forscher vermuten, dass das Atemzentrum im Gehirn bei Frühgeborenen noch nicht vollständig ausgebildet ist. Meistens verschwinden die Atemprobleme zu dem Zeitpunkt, an dem das Kind eigentlich hätte zur Welt kommen sollen. Wenn dem nicht so ist, müssen vom Arzt Medikamente verabreicht werden, die für eine regelmäßige Atmung sorgen.

Atemaussetzer sind in der Regel nicht lebensbedrohlich, können aber für Neugeborene gefährlich sein. Schon der gestörte Nachtschlaf ist auf Dauer sehr ungesund. Außerdem kann es zu Konzentrationsstörungen, Tagesmüdigkeit, Kopfschmerzen, Albträumen und häufigen Atemwegsinfekten kommen. Zu den langfristigen Folgen zählen Hyperaktivität, Herzbeschwerden, Bluthochdruck, vermindertes Wachstum oder verzögerte Sprachentwicklung. Ein Zusammenhang zwischen einer Schlafapnoe und dem plötzlichen Kindstod besteht laut heutigem Forschungsstand allerdings nicht.

Wenn du eine Apnoe bei deinem Baby entdeckst, reicht meist ein kurzes Anstupsen, damit die Atmung sich wieder reguliert. Das kannst du allerdings nicht eine ganze Nacht lang machen. Eine medizinische Abklärung ist also notwendig und der Gang zum Kinderarzt oder zum Hals-Nasen-Ohren-Arzt unerlässlich. Vor allem Frühchen und Neugeborene werden dann am Monitor überwacht. In Kliniken sind hier die sogenannten Schlaflabore zuständig. Manchmal müssen Polypen oder die Mandeln entfernt werden, damit das Kind wieder richtig durchschlafen kann. Auch eine Behandlung zur Erweiterung der Atemwege ist eventuell nötig. Im Fall von übergewichtigen Babys müssen gewichtsregulierende Maßnahmen eingeleitet werden.

Das Wichtigste in Kürze

- Verschiedene Entwicklungsstufen bringen unterschiedliches Schlafverhalten.
- Die acht großen Entwicklungsschübe haben starken Einfluss auf das Ein- und Durchschlafen.
- Zahnen wird oft als Schlaf-Verhinderer gesehen.
- Kindliche Ängste beeinflussen den Nachtschlaf: Trennungsängste, Veränderungen der Umwelt.
- Albträume und Schlafwandeln sind völlig normal.
- Windeln solltest du nachts wechseln, wenn sich Kot darin befindet.
- Verschläft ein Kind seinen Hunger und nimmt nicht ausreichend zu, sollte es zum Trinken geweckt werden.
- Dein Baby braucht nachts oft deine Nähe oder will unterhalten werden.
- Stillen oder Fläschchen am Abend und in der Nacht fördert den Schlaf von Kind und Mutter.
- Schlafstörungen und Schreien können von Geburtsblockaden ausgelöst werden.

- Osteopathen sind eine gute Anlaufstelle für körperliche Probleme aller Art.
- Koliken und Verdauungsstörungen plagen vor allem in den ersten drei Monaten.
- Stillende Mütter sollten im Auge behalten, wie ihre Ernährung das Baby beeinflusst.
- Viele Erkrankungen beeinträchtigen den Babyschlaf und sein Wohlbefinden.
- Kranke Kinder brauchen viel Liebe, Nähe und Zuwendung.
- Hat ein Baby in den ersten drei Lebensmonaten eine Körpertemperatur über 37,8 Grad, suche umgehend den Kinderarzt auf.
- Fiebersenkende Medikamente nur sparsam und nach Rücksprache mit dem Kinderarzt einsetzen.
- Manche Babys leiden unter zurückfließendem Magensaft, der sie plagt.
- Schlafapnoe musst du gut beobachten und gegebenenfalls behandeln lassen.
- Kläre Auffälligkeiten und Anomalien mit dem Kinderarzt ab. Vor allem, wenn du dir Sorgen machst.

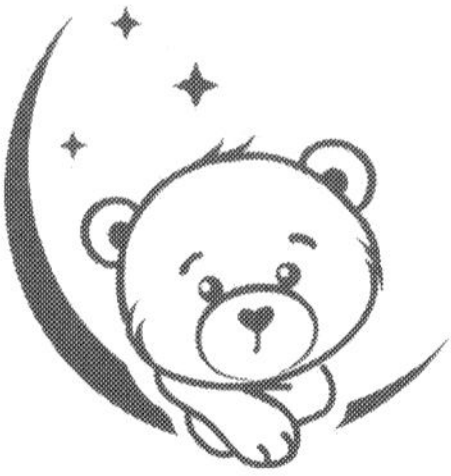

7. Ein Schlafprogramm als Lösung?

Wer braucht ein Schlafprogramm?

Es gibt unterschiedliche Erziehungsansätze und schwer kann man sagen, was nun richtig oder falsch ist. Erziehung muss jedoch keine Entscheidung sein, die strikten Regeln unterliegt. Vielmehr sollte man in allem flexibel sein. Ich zum Beispiel habe in den ersten zwei Jahren mit meiner Tochter gelernt, dass ich nicht alles instinktiv entscheiden kann, so gern ich das auch wollte. Hin und wieder war es doch gut, auf den Rat der Eltern, der Freunde oder der Hebamme zu hören. Und es war auch ein großer Vorteil, Fachliteratur zu wälzen und mit Experten zu sprechen. So wurde ich mir vieler Dinge in Bezug auf die Bedürfnisse und das Verhalten meines Kindes erst bewusst. Und auch in Bezug auf mein eigenes Verhalten konnte ich neue Erkenntnisse sammeln. Dennoch blieb mein Mutterinstinkt für mich immer ein wichtiges Kriterium, das mir auch half, Dinge zu hinterfragen. Selbst der erfahrenste, profiliertester Experte kennt mein Kind nicht so gut, wie ich es kenne.

Babys sind unterschiedlich und so auch ihre Eltern. Mancher kann mit Stress und Schlafmangel gut umgehen, ein anderer hat damit arg zu kämpfen. Das kann auch die Beziehungen zum eigenen Kind, zum Partner oder zu anderen Familienmitgliedern belasten. Wer sich also dem Dämon Schlafstörung hilflos gegenüber sieht oder erkannt hat, dass seine Intuition ihn bei der Bewältigung dieses Problems nicht voranbringt, der sollte durchaus einmal einen Blick auf moderne Schlafprogramme werfen. Kinder sollen damit trainiert werden, allein einzuschlafen und durchzuschlafen. Die Theorie dahinter ist: Nur ein Kind, das abends allein einschläft, kann auch ohne Hilfestellung der Eltern nachts wieder einschlafen. Allerdings solltest du darauf achten, das richtige Programm für dein Kind zu finden.

Methoden, die das Baby selbständiger machen sollen – indem es lernt, sich selbst zu trösten – gehen nicht auf die Bedürfnisse eines Säuglings ein. Davon abgesehen ist es medizinisch erwiesen, dass bei Babys die verschiedenen Schlafphasen anders funktionieren als bei Erwachsenen. In die Tiefschlafphase tauchen sie zumeist so tief ein, dass scheinbar das ganze Haus über ihnen zusammenbrechen könnte. Sie würden dennoch nicht erwachen. Dagegen sind sie in der Leichtschlafphase sehr sensibel und brauchen Urvertrauen, um in den Schlaf zu sinken. Das hat die schon erwähnten biologischen Ursachen. Zu guter Letzt sind Kinder individuell in Persönlichkeit und Temperament. Je strikter und programmatischer der Aufbau, desto unflexibler ist es anwendbar. Ein Erfolg ist übrigens nicht automatisch garantiert – so sehr sich das gestresste Eltern auch wünschen.

Die Prinzipien von Schlafprogrammen

Von den dreißiger bis in die neunziger Jahre wurden Schlafprogramme entwickelt, die noch heute in den Köpfen vieler Eltern herumspuken. Das wohl bekannteste ist verewigt in dem Buch »Jedes Kind kann schlafen lernen«[7] von Annette Kast-Zahn und Dr. Hartmuth Morgenroth aus dem Jahr 1995. Hier wird unter anderem die Theorie des »Schreienlassens« behandelt. Dieser Ansatz wurde erstmals in den dreißiger Jahren in Deutschland propagiert und hat seitdem diverse Weiterentwicklungen erfahren. Anstatt das Kind einfach sich selbst zu überlassen, werden in moderneren Ansätzen moderatere Methoden vorgeschlagen – etwa, dass man das Baby zu Beginn nur einen kurzen Zeitraum sich selbst überlässt und diese

Zeiträume langsam immer mehr ausdehnt. Oder dass man anfangs nur den Körperkontakt verringert, aber noch im Raum bleibt und mit dem Baby spricht. Teilweise gibt es auch Empfehlungen, das Baby auf jeden Fall wieder auf den Arm zu nehmen, wenn es schreit. Das Prinzip bleibt jedoch immer dasselbe: Man geht davon aus, dass man wünschenswerte Handlungen mit positiven Reaktionen belohnen soll und unerwünschte Handlungen mit negativen Reaktionen quasi bestrafen. Das Kind soll also lernen, dass Schreien nach Nähe nicht belohnt wird. Es soll die Nähe seiner Eltern nicht mit Schlafen assoziieren. Durch stufenweises Entziehen der Nähe soll es Stück für Stück lernen, mit sich selbst zurecht zu kommen.

Bindungstheoretische Ansätze in Schlafprogrammen richten sich nach der neueren psychologischen Forschung. Es wird darauf hingewiesen, dass Nähe für ein Baby lebenswichtig und es auf die Verlässlichkeit seiner Bezugspersonen angewiesen ist. Vermehrt wird darauf eingegangen, dass die Eltern ihre eigenen Bedürfnisse umsetzen, aber auch auf die individuellen Bedürfnisse ihres Babys eingehen. Ein sehr interessanter Ansatz ist in dem Buch »Schlafen statt Schreien«[8] der amerikanischen Autorin Elizabeth Pantley zu finden. Basis ihres Schlafprogramms bilden detaillierte Protokolle des Tagesablaufs und des Nachtschlafs über einen längeren Zeitraum hinweg. So können Eltern die Stärken und Schwächen des Umgangs mit ihrem Baby besser erfassen. Außerdem werden ihnen bestimmte Bedürfnisse des Kindes bewusster. Ausgehend von diesen Erkenntnissen können sie dann ihr individuelles Programm aufbauen und die Dinge einfließen lassen, die ihnen geeignet erscheinen. Pantley unterstützt auch die Theorie vom assoziativen Einschlafen: Das Kind wird auf die Einschlafrituale und Einschlafhilfen programmiert, die die Eltern ihm anbieten. Dazu können Schaukeln in der Wiege, auf dem Arm tragen, Kuscheln oder Singen gehören.

Die Autorin weist auch darauf hin, dass vor allem die Mütter sich fragen sollen, ob sie die gewünschte Veränderung im Babyschlaf wirklich selbst wollen. So könnte man zum Beispiel folgende Fragen stellen: Wünschst du dir wirklich, dass dein Kind allein schläft oder fändest du es insgeheim besser, wenn es in deiner Nähe liegt? Genießt du vielleicht die Momente, in denen dein Baby nachts aufwacht und du es wieder in den Schlaf stillen kannst? Die Frage ist, ob man dem Baby nicht ein Schlafverhalten antrainieren will, um dem Druck des Umfelds oder des Partners nachzugeben. Pantley ist jedoch dagegen, um jeden Preis das allein Schlafen durchzusetzen oder das »In den Schlaf«-Stillen abzustellen. Sie schlägt sanftere Methoden vor, die sich über einen längeren Zeitraum erstrecken und auch dem Bindungsbedürfnis deines Kindes gerecht werden. Rückschläge oder mehrere Anläufe werden dabei in Kauf genommen und entsprechen mehr dem Naturell der Eltern-Baby-Beziehung.

Pro und Contra von Schlafprogrammen

Moderne bindungstheoretische Ansätze können durchaus fruchtbar sein, wenn man die natürlichen Bedürfnisse des Babys nicht außer Acht lässt. Demnach dient das nächtliche Erwachen als Bindungsverhalten, durch das die Nähe zu den Bezugspersonen aufrechterhalten wird. Das gibt Sicherheit und Geborgenheit. In den ersten Lebenswochen ist es oft unabdingbar, die gesamte Alltagsstruktur nach dem Baby zu richten. Später geht das oft nicht mehr. Hier kann ein Schlafprogramm helfen, eine gewisse Routine hineinzubringen. Für Menschen, die eine Richtschnur brauchen (und das sind nicht wenige), gibt es in fundierten, sanften Schlafprogrammen viele gute Anregungen. Bei der Anwendung sollte man schon diszipliniert vorgehen. Allerdings ist es auch wenig ratsam, sich sklavisch nach Programmen zu richten, die sich als die perfekte Lösung präsentieren. Diese gibt es nämlich nicht. Letztendlich kann die Nähe der Eltern nichts ersetzen. Das hat die Natur so vorgesehen. So werden zum Beispiel beim Stillen verschiedene Hormone geliefert, die Stress hemmen. Gibst du deinem Baby das Fläschchen, so stärkt ihr die Bindung zueinander. Durch Hautkontakt werden diese Wirkungen noch intensiviert.

Kritisch sehe ich manchen Ansatz des assoziativen Einschlafens. Darunter versteht man einen Prozess, in dem dein Kind lernen soll, unerwünschtes Verhalten abzulegen. Es soll beispielsweise lernen, dass Schreien und Weinen nachts nicht zu mehr Nähe und Kontakt führt. Damit konditioniert man es darauf, allein einzuschlafen. Das kann natürlich funktionieren – aber zu welchem Preis? Intuitives, feinfühliges Verhalten der Eltern wird unterdrückt. Dein Kind lernt, dass Bindungssignale ignoriert werden. Es kann zu einem unsicher-vermeidenden Beziehungsmuster kommen, das noch weit ins Erwachsenenalter hinein wirkt. Nicht alle Kinder, die solch ein Konditionierungsprogramm erfahren haben, sind davon betroffen. Das Vertrauen in die Bindungsperson wird jedoch in jedem Fall verringert, was den Aufbau einer sicheren Bindung erschweren kann. Dein Baby kann sich allein gelassen fühlen, was die Trennungsangst verstärkt. Dazu kommt, dass die Kleinen diese Gefühle noch nicht allein regulieren können.

Tatsächlich ist es wenig sinnvoll, Einschlafrituale einzuführen, die für einen selbst belastend sind. Bewusst das nächtliche Stillen einzuschränken und sein Baby nicht mehr durch Tragen in den Schlaf zu begleiten, kann eine gute Lösung sein. Allerdings sollte man dabei immer im Auge behalten, wie es dem Baby damit geht – und intuitiv handeln. Auch ist zu bedenken, dass das Schlafverhalten eines Kindes sich in den ersten drei Lebensjahren immer wieder verändern kann. Entwicklungsschübe sind für dein Kind nicht leicht zu bewältigen, wodurch sich Nähe-Bedürfnis und Schlafrhythmen oft ändern können. Mama und Papa sind dann der sichere und vertraute Hafen.

Der Ansatz des »Schreienlassens« bzw. das Konditionieren des Kindes, ab dem sechsten Monat allein zu schlafen, ist natürlich für viele Eltern reizvoll. Es minimiert den Stress und verschafft Abendfreizeit, die oft auch nötig ist zum Abschalten. Man will endlich Feierabend machen und vielleicht auch mehr Zeit für Intimität mit dem Partner haben. Doch mittlerweile ist sich der Großteil der Experten einig, dass solche Methoden dem Kind schaden. Von den Eltern alleingelassen werden, bedeutet für das Kleine eine Stresssituation. Dadurch wird das Stresshormon Cortisol ausgeschüttet. Dieses Hormon hält Menschen wach, selbst wenn sie übermüdet sind. Somit findet das Baby erst recht schlechter in den Schlaf. Sicher, irgendwann wird es aufhören zu schreien und sich daran gewöhnen, ohne die Nähe der Eltern einzuschlafen. Allerdings bedeutet das Einstellen des Schreiens nicht zwingend, dass das Baby schläft. Es ist ein Urinstinkt, der im Prinzip besagt: Wenn schon niemand kommt, um mich zu schützen, verhalte ich mich zumindest ruhig, damit die Raubtiere mich nicht finden. Werden die Signale eines Kindes wiederholt ignoriert, so kann durch die anhaltende Stressreaktion auch eine dauerhafte negative Veränderung im kindlichen Gehirn resultieren. Therapeutische Studien[9] zeigen, dass betroffene Babys im späteren Erwachsenenleben vermehrt Bindungsängste haben und Stress schlechter bewältigen können.

Das Wichtigste in Kürze

- Verpönte Schlafprogramme setzten auf Konditionierung durch Entzug von Nähe und Kontakt.
- Die Theorie dahinter: Ein Baby, das allein einschläft, schläft auch besser durch.
- Moderne Schlafprogramme respektieren die Bedürfnisse eines Babys und lassen sich anpassen.
- Sie sind ein interessanter Ansatz für sehr verzweifelte Eltern oder jene, die eine Richtschnur brauchen.
- Bindungstheoretische Ansätze sehen Schlafprogramme kritisch.
- Nächtliches Aufwachen wird als Bindungsverhalten verstanden.
- Die Nähe und Zuneigung der Eltern kann nichts ersetzen.
- Stillen, Fläschchen und Hautkontakt minimieren Stress.
- Das Baby schreien lassen, erzeugt Stress.
- Schreienlassen mindert das Vertrauen zu den Eltern und kann zu Bindungsproblemen führen.

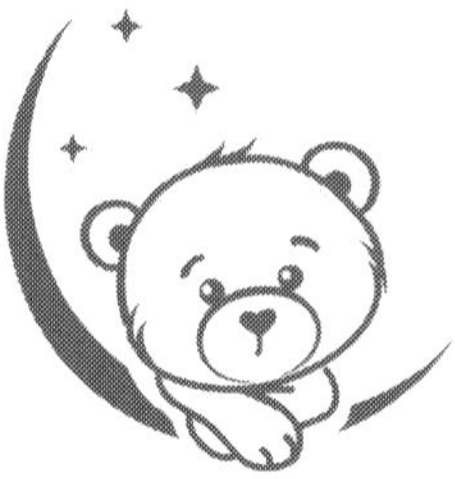

8. Extra für entspanntere Eltern

Wie mache ich mir das Leben leichter?

Ein Säugling macht in den ersten Lebensmonaten vor allem eins: fordern. Liebe zurückgeben wird er erst später können, aber es kommt dann vielfach zurück. Leicht kommt man hier jedoch an seine Grenzen und wird von Selbstzweifeln geplagt. Da sind andere Eltern im Bekanntenkreis, die mit der Situation scheinbar viel besser klarkommen. Da ist vielleicht die Mutter oder Schwiegermutter, die findet, dass man sein Baby oder seinen Haushalt nicht im Griff hat. Da sind die Übermütter auf Instagram, die auf alles eine Antwort wissen oder jeden Tag super happy mit ihren Kindern sind. Allerdings kommt es immer auf die Betrachtungsweise an. Auf Instagram und Co. posten viele nur die positiven Dinge. Die Situationen, in denen diese Mütter selbst fast verzweifeln, werden ausgeblendet. Hier ist es am besten, die angeblichen Wundermütter nicht zu abonnieren, wenn du dadurch ein schlechtes Gefühl bekommst. Es gibt aber auch viele Kanäle, die das echte Leben mit Kind zeigen. Sie helfen dir ohne Vorspiegelung einer heilen Welt.

Deine Mutter oder Schwiegermutter hat – zwanzig oder dreißig Jahre nachdem sie selbst mit einem Säugling konfrontiert war – vielleicht ein verzerrtes Bild dieser Zeit. Meist erinnert man sich an die glücklichen Momente. Zu ihrer Zeit war es auch üblich, die Ratschläge der Mutter oder Bekannten anzunehmen, da man nicht so gut vernetzt war wie heute. Informationen zu Babys und Erziehung waren weniger greifbar, also nahm man die Erfahrung der Älteren als Richtschnur. Heute steht dir eine Vielzahl an Ratgebern offen. Es gibt einige Möglichkeiten, mit anderen Eltern in Kontakt zu treten und sich ungezwungen auszutauschen. Zudem hat die Entwicklungsforschung weitere Fortschritte gemacht, sodass man vieles heute besser beurteilen und verstehen kann. Und wer sagt dir, dass die Eltern in deinem Bekanntenkreis nicht ihre eigene Unsicherheit im Umgang mit ihrem Baby überspielen? Wer sagt dir, dass sie gut auf die Bedürfnisse ihres Kindes eingehen? Lass dich nicht von anderen stressen, sondern konzentriere dich auf dich selbst und deine kleine Familie. Zur Not gehe Besserwissern und Energiefressern aus dem Weg.

Der wichtigste Rat, den ich damals bekam, war: Du musst dich nicht rechtfertigen. Lass anderen ihre Meinung und nimm nur an, was du für richtig hältst. Es wird nicht lange dauern, da blickst auch du nur noch auf die glücklichen Momente zurück. Im Endeffekt überwiegen sie und sind mehr wert. Wenn du an deine Grenzen stößt, solltest du dir sagen, dass es nur eine Phase ist. Sie geht wieder vorbei und es wird einfacher. Wenn du einmal müde und erschöpft bist, dann akzeptiere die Situation und gönn dir etwas Ruhe. Achte auf dich, damit du gut auf dein Kind achten kannst. Meistens sieht die Welt bald wieder rosiger aus, wenn man eine Weile kleinere Schritte macht.

Mütter- oder Väter-Mantra: »Es ist alles nur eine Phase.«

Meine Mutter hat mir einmal eine Postkarte geschenkt, auf der stand sinngemäß: »Eine gute Mutter erkennt man an einem unordentlichen Haushalt«. Mit anderen Worten: Gib deinem Baby Priorität. Chaos im Haushalt ist in dieser Zeit keine Schande. Suche dir Menschen, die dich unterstützen bei der Haushaltsführung, beim Einkaufen und anderen Alltagserledigungen. Vernetze dich mit anderen Eltern. So könnt ihr euch gegenseitig unterstützen. Die Zeit mit deinem Baby ist kurz und du wirst sie irgendwann vermissen, denn die Jahre fliegen dahin. Dein Alltag ist ihre Kindheit.

Meine Hebamme sagte zu mir, ich solle schlafen, wenn das Baby schläft. Das ist ein wichtiger Rat, den Eltern oft viel zu wenig beherzigen. Schlummert das Baby am Tag friedlich, fallen einem oft noch einige Erledigungen oder Freizeitaktivitäten ein, zu denen man sonst nicht kommt. Manchmal kann man sich kaum für etwas entscheiden, bevor das Baby wieder aufwacht. So schwer es dir vielleicht auch fällt, dich einfach mal gehen zu lassen – du solltest es dir erlauben. Leg dich einfach zu deinem kleinen Schatz und folge ihm ins Traumland. Wenn dein Baby nur in deinen Armen schläft und herumgetragen werden will, versuche hier eine Lösung zu finden, damit auch du etwas zur Ruhe kommst. Möglicherweise lässt es sich daran gewöhnen, in einer Hängewiege oder Wippe zu schlafen oder wenn ihr im Stillstuhl schaukelt. Manche befestigen auch eine Hängematte im Babybettchen, damit das Kleine etwas schwingen kann. Es wird eine Weile dauern, aber du kannst dein Baby mit Geduld und Zeit an neue Gewohnheiten heranführen. Tipps dazu findest du in Kapitel 4, S. 81.

Miteinander und nicht gegeneinander arbeiten

Wenn es in der Partnerschaft verschiedene Einstellungen zur Erziehung gibt, kann es schnell knifflig werden. Besonders schwierig ist es, wenn scheinbar das gesamte Beziehungskonzept voneinander abweicht. In diesem Fall sollte man ganz bewusst nach einem guten Kompromiss suchen und sich im Zweifelsfall mit verschiedenen Beziehungskonzepten beschäftigen oder sich beraten lassen. Ich bin heilfroh, dass mein Partner und ich in dieser Hinsicht immer an einem Strang gezogen haben. Allerdings kam es auch bei uns des Öfteren zu Differenzen. Mein Partner ist sehr autoritär erzogen worden. Auch wenn er selbst dieses Konzept ablehnt, unterbewusst ist seine Einstellung dem Kind gegenüber manchmal davon geprägt. Umgekehrt habe ich mich schon von Beginn an immer ausgiebig mit meiner Tochter beschäftigt. Oft war es aber zu viel des Guten. Erst durch Hinweise meines Partners wurde mir klar, dass ich unser Baby manchmal überfordere und in seiner Selbstregulation behindere.

Anfangs prallten unsere unterschiedlichen Ansichten aufeinander. Ich nahm das zu Beginn sehr persönlich, da ich nur das Beste im Sinn hatte. Erst als wir begannen, uns eingehend auszutauschen und die Motivation des anderen verstehen zu wollen, kamen wir auf einen Nenner. Reden ist in einer Partnerschaft unerlässlich – vor allem, wenn es um die Erziehung der Kinder geht. In den meisten Fällen meint es der Partner gut und hinter Zurechtweisungen und Beschwerden liegen liebevolle Absichten. Das ist oft nicht leicht zu erkennen. Wenn kein offenes und ehrliches Gespräch möglich ist, sollte man keine Scheu davor haben, einen Experten als Vermittler zurate zu ziehen. Zu viele Beziehungen leiden im ersten Jahr, weil ein Kind einfach die Prioritäten verändert und es nicht mehr nur um zwei, sondern um mehrere Personen geht. Gegenseitiges Verständnis und Wertschätzung sind wesentliche Faktoren, um diese Zeit gut zu überstehen.

Besonders in den Phasen mit einem gestörten Nachtschlaf liegen bei Eltern schnell die Nerven blank. Das Schlafdefizit und die Frustration darüber, das Kind scheinbar nicht in den Schlaf bringen zu können, machen einen reizbar. Schnell wird da der andere angemeckert, beschuldigt oder zurechtgewiesen. Das ist in solchen Situationen keine Seltenheit – kommt sozusagen in den besten Familien vor. Im Zweifelsfall ist es immer noch besser, die Wut kurzfristig am Partner auszulassen, als am Baby. Nur sollte man darüber reden, sobald man sich beruhigt hat. Harte Worte können nicht einfach im Raum stehen. Der Partner kann die eigene Reizbarkeit ja nachvollziehen und wird eine Entschuldigung sicher akzeptieren. Im Endeffekt wirken sich der eigene Frust und schlechte Stimmung auch negativ auf das Befinden des Babys aus und man gerät schnell in einen fatalen Kreislauf.

Sensibilität ist im Besonderen geboten, wenn noch Geschwisterkinder mit im Spiel sind. Hier ist oberste Priorität, den eigenen Frust nicht ungewollt an den anderen Kindern auszulassen. Es soll auch nicht der Eindruck entstehen, ihre Eltern lägen ewig im Clinch. Die älteren Geschwister kämpfen zuweilen dann auch mit dem Entthronungs-Thema, weil die ganze Aufmerksamkeit nun auf dem Baby zu liegen scheint. Auch hier hilft reden und die angespannte Situation erklären. Im Endeffekt sollten Erziehungsentscheidungen gemeinsam getroffen werden. Auch die Geschwisterkinder könnt ihr miteinbeziehen. Macht ihnen am besten von Anfang an klar, dass auch sie eine wichtige Rolle im Leben des kleinen Geschwisterchens spielen. Haltet des Öfteren einen Familienrat ab und plant gemeinsam. Das stärkt den Zusammenhalt in der Familie. Im Endeffekt haben die älteren Geschwister einen größeren Einfluss auf die Erziehung des Kleinen, als einem selbst bewusst ist.

Papas Rolle beim nächtlichen Babyschlaf

Emanzipation hin oder her: Oft ist in der Gesellschaft noch immer die Ansicht weit verbreitet, dass ein Baby in einer heterosexuellen Beziehung in erster Linie an die Seite der Mutter gehört. Das hat auch teilweise seine Berechtigung: Bleibt die Mutter zu Hause, weil sie stillt und sich von der Geburt erholen muss, ist der Partner aufgrund seiner Arbeit weniger verfügbar. Schwierig ist es, wenn beide Elternteile getrennt leben oder ein Teil abends spät nach Hause kommt. Es gibt jedoch viele Konzepte, die wunderbar funktionieren. So können beispielsweise Wochentage fixiert werden, wo das Schlafthema Papas Aufgabe ist. Mit einem Baby daheim muss man sich die Zeit wenigstens temporär freischaufeln können. Auf jeden Fall gilt für mich: Der Schlaf eines Babys ist nicht nur Mamas Problem.

Ehrlich gesagt war ich froh darüber, dass ich das erste Lebensjahr bei meiner Tochter sein durfte und so all die magischen Momente direkt erleben konnte. Ich würde dieses erste Jahr mit meiner Tochter nicht missen wollen. Ich und mein Partner hatten aber das Glück, die ersten drei Monate nach der Geburt in gemeinsamer Elternzeit mit unserem Schatz verbringen zu können. Tatsächlich war ich auch im Wochenbett krank und heilfroh, ihn in dieser Zeit an meiner Seite zu wissen. Er hatte, wie manch andere »Neu-Väter« auch, zu Beginn etwas Berührungsangst mit dem kleinen Wesen. Die Sorge, es falsch anzufassen, »etwas kaputt zu machen«, war präsent. Doch ganz ehrlich: Die hatte ich auch. Im Endeffekt hatte er keine Wahl und musste ins kalte Wasser springen, während ich nicht in der Lage war, mich um unser Kind allein zu kümmern.

Leider scheuen noch heute viele »moderne Männer« die innige Nähe mit dem Kind. Besonders Einschlafsituationen können etwas sehr Intimes sein. Die Papas lassen sich schnell im Umgang verunsichern – oft durch gut gemeinte Ratschläge der Partnerin. Väter brauchen manchmal Zeit, ihre eigenen Erfahrungen zu machen. Dann gibt es Phasen, in denen die Kinder sich auf nur einen Elternteil fokussieren. Das ist ganz normal. Vor allem im ersten Lebensjahr wird oft die Mutter bevorzugt. In den meisten Fällen verbringt sie hier die meiste Zeit mit dem Baby. Vor allem das Stillen sorgt für eine große Nähe zwischen Mutter und Kind. Bei Kindern, die mit der Flasche gefüttert werden, lassen sich die Aufgaben einfacher aufteilen. So erfährt Papa die gleiche Bestätigung beim Füttern wie Mama. Wenn du stillst, kann dein Partner versuchen, eurem Baby die abgepumpte Milch in einer Flasche anzubieten. Das kann zu Beginn etwas Protest auslösen, ist aber eine Frage der Gewohnheit und des Temperaments eures Kindes.

20 Prozent aller Neugeborenen werden in der Fachliteratur als »hochreaktiv« bezeichnet. Sie sind sehr aufgeweckt und entwickeln sich motorisch schneller als andere Kinder in ihrem Alter. Allerdings sind sie auch sehr anfällig für Stress und reagieren hochsensibel auf Trennungen. Diese Babys binden sich meist extrem an die Bezugsperson, mit der sie in den ersten Monaten nach der Geburt am meisten Kontakt hatten. Wenn das Baby ablehnend auf den Papa reagiert und schreiend nach der Mutter verlangt, kann das schnell den Vaterstolz verletzen. Es ist wichtig, das nicht persönlich zu nehmen. Natürlich gibt es auch hin und wieder die Konstellation, in der bereits früh der Vater die hauptsächliche Fürsorge übernimmt. Ein hochreaktives Baby wird dann ihn als Einschlafbegleiter bevorzugen. Zu einer Fixierung auf den Vater kann es auch in anderen Lebenssituationen kommen – etwa, wenn Papa seine Elternzeit erst später in Anspruch nimmt oder sich um die Kinder kümmert, während die Mutter arbeitet. Das wiederum kann dann der Mutter zu schaffen machen, da viele von uns ganz tief drinnen immer noch den alten Rollenklischees verhaftet sind. In solchen Si-

tuationen hilft es dann, die Prägung des Babys nachzuvollziehen. Eine Fixierung auf einen Elternteil bedeutet nicht gleichzeitig, dass das Kind den anderen weniger liebt oder sich weniger bei ihm geborgen fühlt.

In meinem Bekanntenkreis gibt es fast ausschließlich Paare, bei denen beide Elternteile arbeiten. Die klassische Konstellation ist, dass die Mutter ein Jahr lang zu Hause bleibt. Dann kommt das Kind in die Kita und Mama geht wieder zur Arbeit. Schwierig wird es, wenn die Mutter bis dato fast alle Fürsorge allein übernommen hat – einschließlich Einschlafbegleitung. Das Kind ist dann mit einer Situation konfrontiert, die gänzlich der Routine widerspricht, die es seit seiner Geburt gewohnt ist. Es ist also durchaus ratsam, das Zubettbringen möglichst früh unter beiden Eltern aufzuteilen. In dieser Beziehung findet jedes Paar seinen eigenen Weg. Ich kenne Konstellationen, in denen der Papa die Woche über arbeitet und die Mama sich gänzlich um die Kinder kümmert. Am Wochenende ist das dann Papas Job inklusive Einschlafbegleitung. Andere losen unter sich aus, wer am Abend das Kind ins Bett bringt oder machen es davon abhängig, wer am Ende des Tages noch die meiste Kraft hat. Viele wechseln sich auch beständig beim Zubettbringen ab: Heute Mama, morgen Papa, übermorgen wieder Mama. Oft frisst die Einschlafbegleitung viel Zeit und Energie und bei diesem Konzept ist sichergestellt, dass beide die gleiche Anzahl an erholsamen Feierabenden verbringen können.

Das erste Lebensjahr ist sehr wichtig für die Bindung zu den Eltern. Das gilt für Mütter genauso wie für Väter. Abgesehen vom Stillen gibt es tatsächlich keine Aufgabe, die ein Papa nicht übernehmen kann und die ihm nicht gelingen wird. Will man zum Beispiel dem Baby das nächtliche Stillen als Einschlafritual abgewöhnen, eignet sich der Vater besonders gut. Er kann das Baby in dieser Zeit besser in den Schlaf kuscheln, da er nicht nach Muttermilch riecht. Tatsächlich ist das Stillen oft ein Stolperstein, wenn es um väterliche Einschlafbegleitung geht. Ein effizienteres Mittel, einen Säugling zum Schlafen zu bringen, gibt es nicht. Wenn dein Baby es gewohnt ist, an deiner Brust einzuschlafen, ist es natürlich verständlich, dass es frustriert und traurig darüber ist, dass Papa ihm das nicht bieten kann. Als Alternative bietet sich abgepumpte Muttermilch im Fläschchen oder ein Schnuller an. Dabei kann das Baby auf dem Oberkörper Haut-an-Haut liegen oder ganz nah im Bett. Bei uns war es damals so, dass ich meine Tochter in den ersten Monaten in den Schlaf gestillt habe, während mein Partner sie zum Einschlafen herumgetragen und dazu gesungen hat. Das hat länger gedauert, aber auch sehr gut funktioniert. Mit möglichst monotonem Singen oder Sprechen können Männer mit ihrer tiefen Stimme eine Stärke ausspielen. Und wenn die Arme vom Herumtragen zu schwer werden, kann sich ja auch Papa die Babytrage umschnallen. Es gibt ein ganzes Arsenal an Einschlafhelfern und Methoden, auf das ihr zurückgreifen könnt. (siehe Kapitel 4, S. 60) Wichtig ist, bis auf das Einschlafritual alle anderen abendlichen Routinen wie gehabt beizubehalten.

> »Abgesehen vom Stillen gibt es tatsächlich keine Aufgabe, die ein Vater nicht übernehmen kann und die ihm nicht gelingen wird.«

Unter Umständen kann es auch helfen, wenn Mama die Wohnung kurzzeitig verlässt oder sich zumindest nicht mehr bemerkbar macht, während Papa das Kind zum Schlafen bringt. Das ist ein Trick, der bei uns in der Anfangszeit sehr gut funktioniert hat. Das A und O ist auf jeden Fall, sich vom Weinen und Protestieren des Babys nicht verunsichern zu lassen. Es ist kein Ablehnen per se, sondern eine logische Reaktion auf eine Umstellung. Das Baby spürt Stress und Unsicherheit und wird dadurch ebenfalls verunsichert. Auch gilt beim Einschlafbegleiten dasselbe, was generell im Umgang mit Kindern gilt: Es ist gut, die Gefühle des Babys zu spiegeln und nicht zu negieren. Wenn es frustriert darüber ist, dass es gerade von Papa ins Bett gebracht wird, dann ist das Gefühl berechtigt – auch wenn es den Eltern nicht gefällt. Anstatt das Kleine unter allen Umständen beruhigen zu wollen, ist es hilfreicher, ihm seine Gefühle zu erlauben und Verständnis zu zeigen.

Die schwierigste Aufgabe der Mutter ist es hier, dem Zwang zu widerstehen, Papa »helfen« zu wollen oder ungefragt gute Tipps zu geben. Das ist der Motivation nicht zuträglich. Beide Eltern brauchen das gegenseitige Vertrauen, dass sie es selbst schaffen können – und dass es eben auch der Partner allein schafft.

Wie kompensiere ich den Schlafmangel?

Ein Wundermittel dafür gibt es leider nicht. Wenn du die Möglichkeit dazu hast, schaffe dir Inseln zum Ausruhen. Überlasse das Kind deinem Partner oder anderen liebevollen Personen aus deinem Umfeld. Oder hol dir Hilfe im Haushalt. In den ersten Monaten nach der Geburt meiner Tochter habe ich mich um den Haushalt und wichtige Erledigungen immer dann gekümmert, wenn sie schlief. Daraus entwickelte sich ein Muster. Irgendwann wurde mir bewusst, dass ich meinen Alltag ja nicht zwingend aufteilen musste in Babyzeit und restliche Zeit. Meine Kleine wollte nie gern allein sein, wenn ich also die Haushaltsbuchhaltung oder den Abwasch gemacht habe, war sie mit dabei – entweder im Tragetuch oder in der Babywippe. Sie war völlig zufrieden damit, mich bei der Hausarbeit zu beobachten. Meistens habe ich ihr dabei erzählt, was ich gerade tue und sie fand es spannend. Größeren Babys kannst du auch Plastikgeschirr oder Löffel zum Spielen geben. Hier hatte ich ihr dann ein Küchenkästchen zur Verfügung gestellt, dass sie nach Lust und Laune ausräumen und nutzen konnte, wenn ich gekocht habe. Babys ahmen Mama und Papa gerne nach. Dadurch hatte ich im Endeffekt Zeit, dem Leitsatz meiner Hebamme zu folgen: »Schlafen, wenn das Baby schläft.«

So oft es auch im Umgang mit einem Baby wichtig ist, den eigenen Schweinehund zu besiegen: Manchmal ist es auch angebracht, ihm freie Bahn zu lassen. Sei gut zu dir selbst. Perfektionismus ist fehl am Platz, wenn es um dein Wohl und das deines Kindes geht. Warum nicht mal den ganzen Tag mit dem Baby im Bett verbringen? Solange es noch nicht so agil ist und Bewegung braucht, steht dem doch nichts im Weg. Vor allem im Wochenbett solltest du dir viel Zeit dafür nehmen. Der Haushalt kann morgen gemacht werden. Koche Essen vor, gönne dir Tiefkühlkost oder bestelle dir eine Pizza. Vielleicht gibt es ja in deinem Haushalt auch einen schneidigen

Koch, der dir die Mahlzeit gleich ans Bett serviert. Motivierte Omas oder Nachbarn helfen auch gerne aus. Nutze solche Ressourcen. Wenn deine Batterien leer sind, bleibt auch für dein Baby wenig Energie. Ein afrikanisches Sprichwort sagt »Um ein Kind zu erziehen, braucht es ein ganzes Dorf.« Da in modernen Zeiten die Familien immer kleiner werden, sind Hilfe und Ressourcen wichtig. Vielleicht ist die Cousine zwei Straßen weiter begeisterte Babysitterin, die dein Baby eine Stunde am Tag bespaßen oder herumtragen will, während du dich ausruhst.

Letztendlich braucht ein Baby vor allem eines: Geborgenheit und die Erfüllung der eigenen Grundbedürfnisse. In der modernen Welt sind die optimalen Bedingungen dafür jedoch oft schwer herzustellen. Ein Beispiel: Wenn ein Baby einschläft wird ein biologischer Prozess in Gang gesetzt. Die Körperfunktionen kommen zur Ruhe, die Körpertemperatur sinkt um bis zu zwei Grad, die Atmung wird tiefer und das Herz schlägt langsamer. Durchschnittlich brauchen Babys 20 Minuten, um gänzlich in die Tiefschlafphase einzusinken. Da fällt es schon mal schwer, genügend Geduld aufzuwenden, wenn das Baby in der vorangegangenen Stunde überhaupt nicht zur Ruhe kommen wollte. Vor allem, wenn noch der Haushalt oder die Steuererklärung wartet, wenn du noch unter die Dusche hüpfen musst und Kleidung für morgen herauslegen möchtest. Vielleicht hast du nicht mehr viel Zeit, bis du selbst ins Bett musst, weil morgen wieder ein harter Arbeitstag auf dich wartet.

Nicht immer wird es gelingen, den Alltag komplett auszublenden. Doch es ist wichtig, dir selbst Freiräume zu schaffen. Luft zum Atmen und Zeit zum Ruhen. Das gibt dir Kraft und tut damit letzten Endes auch deinem Kind gut.

Wie gehe ich mit Wut und Verzweiflung um?

Ein Baby bedeutet unglaublich viel Verantwortung. Es braucht Betreuung rund um die Uhr. Nie weißt du mit absoluter Sicherheit, wann es aufwacht und was genau es in welcher Situation braucht. Du bist immer in Alarmbereitschaft. Es ist ein Fulltime-Job. Gefühle von Wut und Verzweiflung sind völlig normal. Das ist nichts, was man verschweigen oder wofür man sich schämen muss. Vor allem in Situationen, in denen man all seine Kraft und Zuwendung aufbringt und es doch nicht zu reichen scheint. Wenn dein Baby dir seinen ganzen Frust entgegenbrüllt, als wolle es dir vorwerfen, dass du nichts richtig machen kannst. Wenn dann noch ein erhöhter Stresslevel und Schlafmangel dazukommen, kann das schnell zu einer explosiven Mischung werden. Selbst die ausgeglichenste Person kann hier einmal die Geduld verlieren. Extrem kann sich die Situation entwickeln, wenn man ein Kolik-Baby oder ein Schreibaby zu Hause hat. Wenn das Baby wochenlang schreit und sich mit Händen und Füßen gegen das Einschlafen wehrt, dann kommen selbst die stressresistentesten Eltern an ihre Grenzen. Schlimmer wird es, wenn Arzt oder Hebamme ebenfalls nicht weiter wissen. Mit der Zeit wachsen Wut und Verzweiflung und gipfeln nicht selten in Hoffnungslosigkeit. Wird diese Zeit niemals enden? Soll es ewig so weitergehen? Die negativen Gefühle bauen sich auf. Jeder sucht sich ein anderes Ventil dafür. Die Aggression richtet sich gegen Freunde, Verwandte oder Arbeitskollegen. Nicht selten muss der eigene Partner als Prellbock herhalten. Konflikte in der Partnerschaft sind vor allem im berüchtigten vierten Trimester keine Seltenheit. Sie sind meist Folge der angespannten Situation und stehen nicht für ein generelles Problem in der Paarbeziehung.

Auch negative und aggressive Gedanken dem Baby gegenüber sind in extremen Phasen völlig natürlich. Wichtig ist, seine Wut nicht am Baby auszulassen. Schlagen und auch Schütteln sind natürlich absolut tabu. Das Gehirn eines Babys ist unglaublich empfindlich und seine Nackenmuskulatur in den ersten Monaten noch nicht gut ausgebildet. Schütteln birgt ein großes Risiko bleibender Schäden und kann im schlimmsten Fall zum Tod führen. Abgesehen davon haben Kinder ein Recht auf Unversehrtheit und Gewaltfreiheit. Aber auch verbale Aggression kann die Bindung zwischen dir und deinem Kind stören. Allein schon deine Anspannung überträgt sich auf das Kleine und lässt es umso schwerer zur Ruhe kommen. Was also tun?

Ich kann mich an einen Moment erinnern, in dem mein Partner stundenlang versuchte, unsere Kleine ins Bett zu bringen. Sie schrie und quengelte und schlug um sich. Er war sehr gereizt und müde. Irgendwann legte er sie ins Beistellbett, ging ins Nebenzimmer und schrie so laut, dass die Wände wackelten. So dramatisch dieser Moment auch war, im Endeffekt konnten wir beide darüber lachen, weil es so klischeehaft war. Wenn du also in so eine Situation gerätst, lege dein Baby an einen sicheren Platz ab und verlasse den Raum. Lasse es in dieser Situation schreien. In diesem Moment hat es mehr Priorität, dass du deinem Ärger Luft machen kannst und dich beruhigst. Danach wird es dir sicher besser gehen. Und wenn die Situation es zulässt, mache einen Spaziergang. Nimm dein Baby mit, wenn du niemanden hast, der es beaufsichtigen kann. Einfach raus aus dem Schlafzimmer, raus aus der Wohnung, raus aus der Situation. Das tut euch beiden gut.

Allein schon über seine Wut zu reden, kann viel bewirken. Die bösen Gedanken sind dann ausgesprochen und du hast Dampf abgelassen. Es wird dir gut tun, wenn dein Gegenüber mit Verständnis reagiert. Tausche dich mit anderen Eltern aus. Auch online findest du viele Leidgenossen, die mit den gleichen Problemen kämpfen. Auf lange Sicht ist es gut, dir Hilfe und Unterstützung zu suchen, um dich zu entlasten. Wenn es möglich ist, gönne dir einmal »Urlaub« von deinem Baby. Verbringe einen Tag allein oder mit Freunden. Gönne dir Schlaf, einen Wellnesstag oder Zeit für ein Hobby. Genieße es, dass sich einmal alles um dich dreht und um deine Bedürfnisse. Mache Pausen und suche Entspannung, wo es auch geht. Als alleinerziehender Elternteil kannst du Familienmitglieder oder Freunde fragen. Baue dir am besten ein Netzwerk zu anderen Alleinerziehenden oder Familien auf, damit ihr euch gegenseitig unterstütztten könnt. Je ausgeglichener du bist, desto besser kannst du mit deinem Kind umgehen und desto leichter fällt es ihm auch, in den Schlaf zu finden. Geht es dir gut, geht es deinem Baby gut.

An wen kann ich mich wenden, wenn ich nicht mehr kann?

Sind die Ressourcen in deinem Umfeld ausgeschöpft, gibt es professionelle Hilfsangebote. Wichtig ist, sich frühzeitig um diese Hilfe zu kümmern – bevor du in die Depression rutschst. Dieser Schritt ist manchmal eine Überwindung. Je nach Problem und Bedürfnis gibt es verschiedene Anlaufstellen. Du kannst dich beispielsweise an einen Psychotherapeuten wenden. Bei Verspannungen und körperlichen Problemen kann ein Osteopath dir und deinem Baby helfen. Diese Form der Alternativmedizin behandelt mit bloßen Händen. Ein Osteopath versucht, Muskeln und Gelenke zu mobilisieren, um Verspannungen und Bewegungseinschränkungen zu lösen. Mit der Cranio-Sacral-Therapie, einer Form der Osteopathie, haben schon viele Eltern gute Erfahrungen gemacht. Wenn du mit einem Schreibaby nicht mehr zurechtkommst, wende dich an eine Schreiambulanz oder Beratungsstellen in Krankenhäusern. Jugendämter und Familienberatungen sind ebenso gute Anlaufpunkte wie gemeinnützige Vereine, die Hilfe anbieten. Das Angebot richtet sich oft an Alleinerziehende oder Eltern, die sich in den ersten Monaten nach der Geburt in Extremsituationen befinden. So kann der Umgang mit dem Baby erschwert sein, wenn ein Elternteil arbeiten muss oder krankheitsbedingt ausfällt.

Manchmal kann auch die gesetzliche Krankenkasse helfen. Sie gewährt Eltern unter bestimmten Umständen eine Haushaltshilfe bis zu maximal 26 Wochen. Ein kleiner Beitrag von höchstens zwei Prozent des Haushaltseinkommens wird als Eigenleistung verlangt. Bei Bedarf kommt auch ein geschulter Familienpfleger, der die Arbeit im Haushalt und die Betreuung der Kinder übernimmt. Voraussetzung ist, dass ein Kind von unter 12 Jahren im Haushalt wohnt. Außerdem muss nachgewiesen werden, dass die Person, die den Haushalt führt, diese Aufgabe nicht übernehmen kann. Grund kann ein Krankenhausaufenthalt oder eine Rehamaßnahme sein. Aber auch eine Bescheinigung darüber, dass die Person Bettruhe halten muss, wird anerkannt. Inwieweit extreme psychische Belastungen oder Erschöpfungszustände als Grund gelten, musst du mit der Kasse und dem Arzt abklären. Es gibt auch die Möglichkeit, Fahrtkosten und Verdienstausfall für einen Verwandten oder Bekannten zu beantragen, der die Aufgaben des kranken Elternteils übernimmt.

Eine Mutter-Kind-Kur könnte ebenfalls in Betracht kommen. Allerdings ist hier die Frage, was genau der Stressauslöser ist. Wenn zum Beispiel Eltern mit einem Schreibaby konfrontiert sind, ist es zumeist weniger sinnvoll, wenn die Mutter allein mit dem Baby in die Kur fährt. Wenn allerdings der Alltag, der Haushalt und die Wohnsituation eine große Belastung darstellen, ist diese Maßnahme durchaus angebracht. Bei der Mutter-Kind-Kur handelt es sich um eine stationäre Maßnahme von maximal drei Wochen, die es der Mutter erlaubt, sich auf die eigenen Bedürfnisse und vor allem die des Kindes zu konzentrieren. Der Alltag soll dabei entschleunigt werden. Anrecht hat man, wenn eine Krankheit vorliegt oder eine große körperliche oder seelische Belastung, die zu einer Krankheit führen kann. Dazu zählen zum Beispiel auch eine Trennung oder der Tod eines nahen Verwandten. Als Nachweis wird ein Attest vom Arzt benötigt. Weitere Informationen zu Antrag und Ablauf kannst du am besten direkt bei deiner Krankenkasse erfragen. Beratung erhältst du auch bei der Caritas, dem Müttergenesungswerk oder dem Paritätischen Wohlfahrtsverband (siehe Hilfsangebote, S. 158).

Das Wichtigste in Kürze

- Die Entwicklungsforschung brachte neue Erkenntnisse für die Erziehung.
- Für den Umgang mit deinem Baby musst du dich nicht rechtfertigen.
- Gehe Besserwissern bestenfalls aus dem Weg.
- Setze die Prioritäten neu – der Haushalt muss nicht perfekt sein.
- Erledige Alltagsroutinen mit Baby und lasse es beobachten und nachahmen.
- Schlafe, wenn das Baby schläft.
- Einige dich mit deinem Partner über unterschiedliche Ansichten – jeder will nur das Beste.
- Gegenseitiges Verständnis gelingt durch Wertschätzung und Respekt.
- Babys Schlaf ist nicht nur Mamas Problem.
- Beide Partner sollten sich schon früh die Einschlafbegleitung teilen.
- Moderne Väter kümmern sich und bauen eine enge Bindung auf.
- Hochreaktive Kinder sind auf den Elternteil fixiert, mit dem sie am meisten Umgang haben.
- Alleinerziehende brauchen Unterstützung durch Familie, Freunde und Netzwerke.
- Schlafmangel lässt verzweifeln und macht wütend.
- Aggressive Gedanken dem Baby gegenüber sind in stressigen Situationen normal.
- Für die Wut musst du geeignete Ventile suchen – sie aber nicht an dem Baby auslassen.
- Bei Überlastung solltest du Unterstützung organisieren.
- Fühlst du dich überfordert, suche nach geeigneter Hilfe.

9. Exkurs für ein tieferes Verständnis unserer Erziehung

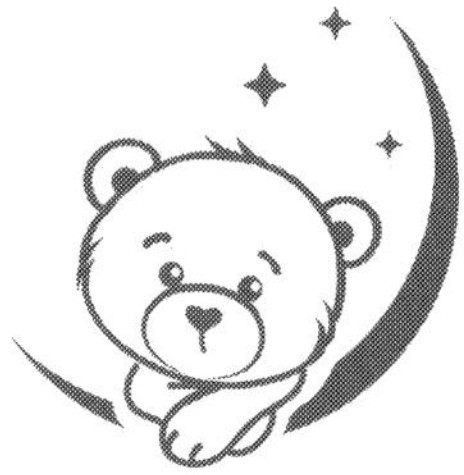

Woher kommt meine Beziehungssprache?

Besonders in Bezug auf das Schlafverhalten zeigen sich verschiedene Ansichten in Bezug auf die Kindererziehung. Die einen verstehen das Schreien des Kindes als Hilferuf zur Befriedigung eines Grundbedürfnisses. Die anderen sehen darin eine Trotzreaktion, um den Willen durchzusetzen. Die Frage ist: Kann das Baby nicht allein einschlafen oder will es nicht allein einschlafen? Sicher ist ein schreiendes Baby fordernd, wenn die Eltern es beim Einschlafen allein lassen. Sicher ist dieses Schreien ein Protest. Die Urinstinkte sagen dem Baby, dass es sich der Nähe seiner Bezugspersonen versichern muss, um loszulassen und entspannt einschlafen zu können. Es schreit genauso nach Nähe, wie es nach Nahrung schreit. Würdest du dein Kind hungern lassen oder ihm wärmende Kleidung versagen, wenn es friert? Geht es dir selbst nicht besser, wenn du einen vollen Kühlschrank hast oder weißt, wovon du dein nächstes Essen bezahlen sollst?

Auch wir Erwachsenen brauchen Sicherheiten im Leben. Wir wollen finanziell abgesichert sein. Wir wollen sichergehen, dass wir gesund sind. Und wir wollen die Gewissheit, dass unser Partner uns liebt. Stellen wir diese Bedürfnisse infrage? Sind wir fordernd oder schwach, weil uns diese Dinge wichtig sind? Warum denken wir, dass es falsch sein könnte, dem Fordern unseres Babys nachzugeben?

Vor allem in Deutschland hat sich seit dem Kaiserreich und insbesondere durch den Einfluss des Nationalsozialismus eine Einstellung zur Kindererziehung entwickelt, die auch noch die heutige Generation prägt. Im Grunde wurden die Eltern davor gewarnt, ihr Kind durch Hätschelei zu verwöhnen, damit es später durchsetzungsfähig ist und in der Welt zurechtkommt. Auf der anderen Seite erwartete man von dem Kind Hörigkeit gegenüber Autoritäten und einen blinden Gehorsam den Eltern gegenüber. Für mich klingt das sehr konträr. Nach einem guten Leitfaden zur Kindererziehung hört es sich nicht an. Selbstständigkeit und Durchsetzungsfähigkeit lassen sich nicht erzwingen, blinder Gehorsam schon – und zwar auf Kosten der beiden erstgenannten Eigenschaften.

In vielen traditionellen Kulturen werden Babys so versorgt, wie es hierzulande oft verpönt ist. Sie bekommen Nähe, wenn sie danach verlangen, werden in den Schlaf gestillt und schlafen zusammen mit den Eltern in einem Bett. Schlafstörungen von Babys sind dort kein Thema und die Kinder werden generell früher selbstständig als in unserem Kulturkreis. Der Zusammenhang liegt für mich auf der Hand.

Vielen Menschen ist nicht bewusst, wie sehr uns unsere Erziehung prägt. Sowohl im Alltag, im Umgang mit Familie, Freunden, Arbeitskollegen und im Umgang mit unseren Kindern. Die ersten Lebensjahre haben großen Einfluss auf die geistige Entwicklung des Menschen. Damit kommt Eltern eine große Verantwortung zu. Egal für welche Erziehungsmethode wir uns entscheiden: Wie wir selbst erzogen wurden, hat einen Einfluss darauf, mit welchen Wünschen und Erwartungen wir unserem Kind gegenüberstehen. Selbst wenn du dich bewusst für andere Erziehungsmethoden als die deiner Eltern entschieden hast, wird es doch Momente geben, in denen du feststellst: Ich handle oder spreche wie meine Mutter oder mein Vater. Man fällt in bekannte Muster zurück.

Jeder muss für sich selbst entscheiden, welchen Weg er wählt. Dich selbst zu hinterfragen und zu reflektieren, welches Einschlafverhalten du von deinem Kind erwartest und warum das so ist, ist prinzipiell empfehlenswert. Vielleicht willst du die Stimmen verdrängen, die dir sagen, dass dein Baby dich manipuliert. Dass es frech ist und seine Grenzen austesten will, wenn es schreit und seinen Schnuller nach dir wirft. Dennoch sind diese Stimmen da und es sind wahrscheinlich deine Eltern, die da aus dir sprechen. Aber haben sie recht? Was stört dich wirklich daran, dass dein Baby nur an der Brust gut einschläft? Was ist schlimm daran, dass es nicht allein einschlafen kann oder nach dir ruft, wenn es erwacht? Warum missfällt dir der Gedanke, dass es mit dir im selben Bett schläft? Geht es dabei um deine eigene Lebensqualität? Sind es wirklich allein deine Ansprüche, die sich da äußern? Denkst du vielleicht, du bist nicht durchsetzungsfähig genug, weil das Schlafverhalten deines Babys nicht den allgemeinen Idealvorstellungen entspricht? Sagt eine Stimme in dir, dass dein Kind sich schlechter entwickeln wird als andere, wenn du seinen Wunsch nach Nähe bedingungslos erfüllst?

Einschlafbegleitung ist individuell und letztendlich werden Eltern immer den Weg wählen, der ihnen am besten erscheint. Entweder tun sie das bewusst oder unterbewusst. Doch unsere Eltern sind vor zwanzig, dreißig Jahren geboren und ihre Eltern vor fünfzig oder sechzig. Es waren andere Zeiten und der Wissensstand um die frühkindliche Entwicklung war nicht so weit fortgeschritten, wie es heute der Fall ist. Früher brauchte man auch vorrangig Soldaten und Fabrikarbeiter. Von Individualität und Selbstverwirklichung war man weit entfernt und es interessierte auch niemanden. Mach dir klar, was du deinem Baby mit auf den Weg geben willst und wie du eure zukünftige Beziehung gestalten willst. Dann wird es dir auch leichter fallen, bewusst mit deinem Kind umzugehen.

Nationalsozialistisches Gedankengut in der Kindererziehung – wie beeinflusst es uns heute?

Bereits vor der Machtübernahme der Nationalsozialisten waren in Deutschland Erziehungsmethoden verbreitet, die von Kindern unbedingten Gehorsam gegenüber Eltern und Autoritäten verlangten. Basis vieler Erziehungsmethoden war die Anfang des 20. Jahrhunderts entwickelte Theorie des Behaviorismus. Der Leitgedanke war hier, Untersuchungen nur auf beobachtbares Verhalten zu beschränken – zum Beispiel Körperreaktionen. Innere Prozesse – wie Angst oder Absichten – wurden nicht berücksichtigt, da sie nicht verlässlich messbar schienen. Das menschliche Innenleben wurde zur sogenannten »Black Box«. Die Grundidee bei der Erziehung war es demnach, das Kind von klein an für positives Verhalten zu belohnen und für negatives zu bestrafen. Es ging nur um Reiz und Reaktion, um positive oder negative Verstärkung. Worauf das Verhalten des Kindes im Grunde basiert, wurde dabei entweder gar nicht hinterfragt oder – meiner Meinung nach – falsch beantwortet.

Die Nazis, welche eine größtenteils nicht wissenschaftlich bestätigte, ideologisch verfälschte Psychologie vertraten, gingen noch einen Schritt weiter. Sie brauchten unbedingten Gehorsam, willige Soldaten und Mitläufer, die möglichst emotionslos ihre Pflicht taten. So prägten sie ein Erziehungsbild, nach dem Mütter die Bedürfnisse ihres Kindes gezielt ignorieren sollten. Vorreiterin war hier die Lungenfachärztin Johanna Haarer mit ihrem Buch »Die deutsche Mutter und ihr erstes Kind« (1934). Für Haarer waren Babys kleine Tyrannen, deren Willen man schon früh brechen musste, um sie gefügig zu machen. Zum Einschlafen sollte man die Säuglinge schon als Neugeborene allein in ihr Bettchen legen und sich durch ihr Schreien nicht beirren lassen. Die deutsche Mutter sollte sie weder trösten noch auf den Arm nehmen oder stillen. Härte zeigen zum Wohle des Kindes – so lautete die Parole.

Diese Ansichten waren nicht nur falsch, sondern auch schädlich. Die Mutter sollte das Kind möglichst in Ruhe lassen, nicht berühren und Blickkontakt vermeiden. Dazu wurden unnatürliche Haltungen empfohlen, damit die Kinder möglichst wenig berührt wurden. Sie wurden dazu erzogen, keine Bindung aufzubauen – die ideale Basis für eine Kriegsgeneration. Heute weiß man, dass Kinder den Körperkontakt und Zuwendung unbedingt brauchen. Haarers Erziehungs-Buch war die Grundlage vieler Mütterschulungen, Kindergärten und Heime und hatte immense Reichweite. Diese Form der Erziehung prägte eine ganze Generation, die aufgrund dessen durch frühkindliche Traumata Beziehungsprobleme hatte. Die emotionale Distanz ihrer Eltern beeinflusste auch die Erziehung ihrer eigenen Kinder, die ebenso auf Distanz aufgebaut war. Dieses Bindungsverhalten wird also an die nächste Generation weitergegeben. Darüber hinaus wurde der Ratgeber von Frau Dr. Haarer bis in die achtziger Jahre hinein vertrieben. Der Einfluss auf die folgenden Generationen war beachtlich. Viele Beziehungs- und Verhaltensmuster heutiger Generationen lassen sich darauf zurückführen.

Soziologen und Psychologen gehen davon aus, dass diese durch den Nationalsozialismus geprägten Erziehungsmuster mitverantwortlich sind für Depressionen, Burnout und diverse psychische Erkrankungen. Wenn es um den Umgang mit Kindern geht, sind auch heute noch viele Menschen geprägt von Wertvorstellungen, die aus unseren Vätern oder Großvätern willfährige Soldaten und aus unseren Müttern und Großmüttern folgsame Mütter und Hausfrauen machen sollten. Schon allein die Frage danach, zu welchem Menschen man sein Kind erziehen will, sollte Anstoß geben, dieses Erziehungsmodell zu hinterfragen.

Das Wichtigste in Kürze

- Wir haben unsere eigene Beziehungssprache – geprägt durch unsere Erziehung.
- Reflektiere deine Denkweisen und überlege, woher sie kommen könnten.
- Die ersten Lebensjahre haben großen Einfluss auf die geistige Entwicklung eines Menschen.
- Selbständigkeit und Durchsetzungsvermögen lassen sich nicht erzwingen.
- Geborgenheit, Nähe und Zuwendung sind Grundbedürfnisse.
- Babys, die viel Nähe und Bestätigung erfahren, werden früher selbstständig.
- Die Kindererziehung in Deutschland ist teilweise noch immer durch Methoden aus der Nazizeit geprägt.
- Nimm dein Kind an, wie es ist, und gestaltet eure zukünftige Beziehung.

Schlusswort

Das erste Jahr mit einem Baby ist in der Regel sehr anstrengend und fordernd. Die Kleinen brauchen nonstop unsere Aufmerksamkeit, Zuwendung und Nähe. Das bisher bekannte Leben ändert sich grundlegend. So ist es zumindest beim ersten Kind. Gewohnheiten werden weichen müssen, Prioritäten verschoben und der Mittelpunkt der Familienwelt ist nun der Nachwuchs. Vor allem Erst-Eltern sehen sich enormem Druck ausgesetzt, alles richtig machen zu wollen und den Bedürfnissen des Babys und des Umfelds zu entsprechen. Die besondere Herausforderung sind dazu die schlaflosen oder unterbrochenen Nächte – oder eher der Schlafentzug, der daraus resultiert. Freude und Verzweiflung liegen dann sehr nahe beieinander.

Fluch und Segen zugleich sind dabei die zahlreichen Blogs, Ratgeber und Meinungen, die man zum Thema Kindererziehung und Babyschlaf findet. Deswegen habe ich in diesem Ratgeber all mein Wissen und meine Erfahrungen zusammengefasst, gepaart mit Informationen von Experten und anderen Eltern. So benötigst du nur EIN Buch, um deinen Weg zu suchen. Ich freue mich, wenn du Interessantes, Hilfreiches und Nützliches für dich mitgenommen hast. Wenn du schon ein oder mehrere Kinder hast, werden wahrscheinlich nicht alle Informationen neu für dich gewesen sein. Aber für Erst-Eltern ist es ein guter Überblick über das Thema Babyschlaf, das ich in verschiedenen Aspekten vertieft habe. Und sicher finden hier auch erfahrene Eltern neue Impulse.

Du wirst festgestellt haben, dass es nicht die ultimative Lösung für den Babyschlaf gibt. Das mag enttäuschend sein. Jedes Baby ist einzigartig – genauso wie wir. So funktionieren die verschiedenen Beruhigungsmethoden und Einschlafhelfer unterschiedlich gut. Das eine Baby braucht vielleicht mehr Enge und lautere Schhh-Laute, während das andere nur leicht geschaukelt werden will. Besonders anspruchsvoll sind Babys, die nur durch Tragen schlafen wollen. Dazu findest du in meinem Ratgeber Inspiration, wie du bestimmte Einschlafroutinen ändern kannst. Dabei habe ich versucht, nicht mit dem erhobenen Finger zu kommunizieren, sondern neutral zu bleiben.

Primär hoffe ich, dass du durch meinen Ratgeber zu mehr innerer Entspannung und tieferem Verständnis zum Thema Babyschlaf und Erziehung gelangt bist. Ich freue mich, wenn du viele neue Ideen für die Beruhigung deines Babys und den Babyschlaf für dich mitgenommen hast. So wird auch diese anstrengende Phase bald von einer schönen abgelöst werden, die deine Energien wieder auflädt. Und spätestens in einem Jahr kannst du dich nur mehr vage an die anstrengenden Einschlaf- und Nachtstunden mit deinem Schatz erinnern. Dann stehen die schönen Erlebnisse im Vordergrund – da bin ich mir sicher. Also halte durch!

Anmerkungen

1 Karp Harvey (2003). *Das glücklichste Baby der Welt,* S. 24 – 26, 74 – 76, 85 – 88

2 http://psych.colorado.edu/ (2019): Temperament & Personality, herausgegeben von Department of Psychology and Neuroscience at the University of Colorado Boulder, online verfügbar unter http://psych.colorado.edu/~colunga/P4684/temperament.pdf, zuletzt geprüft am 27. 03. 2020

3 Karp Harvey (2003). *Das glücklichste Baby der Welt,* S. 182 – 189

4 www.bmel.de (2019): Stillen – Die beste Ernährung in den ersten Lebensmonaten, herausgegeben vom Bundesministerium für Ernährung und Landwirtschaft (BMEL), online verfügbar unter https://www.bmel.de/DE/Ernaehrung/GesundeErnaehrung/SchwangerschaftBaby/_Texte/Stillen.html, zuletzt aktualisiert am 02. 09. 2019, zuletzt geprüft am 30. 03. 2020

5 Rankl Christine (2008). *So beruhige ich mein Baby – Tipps aus der Schreiambulanz*, Patmos Verlag, 3. Auflage, Düsseldorf

6 Plooij Frans X., Plas-Plooij Xaviera, van de Rijt Hetty & (2019). *Oje, ich wachse! Von den 10 »Sprüngen« in der mentalen Entwicklung Ihres Kindes während der ersten 20 Monate und wie Sie damit umgehen können*, Wilhelm Goldmann Verlag, 2. Auflage, München

7 Kast-Zahn Annette, Morgenroth Hartmut (2013). *Jedes Kind kann schlafen lernen*, Gräfe und Unzer Verlag, aktualisierte Neuausgabe, München

8 Pantley Elizabeth (2009): *Schlafen statt Schreien: Das liebevolle Einschlafbuch*, TRIAS Verlag, Stuttgart

9 Brisch Karl Heinz (2011). *Bindungsstörungen: Von der Bindungstheorie zur Therapie*, S. 96 – 98

Hilfsangebote

Mutter-Kind-Hilfswerk e. V.: https://www.mutter-kind-hilfswerk.de/

Müttergenesungswerk: https://www.muettergenesungswerk.de/

Deutsches Rotes Kreuz e. V.: https://www.drk.de/hilfe-in-deutschland/gesundheit-und-praevention/kur-und-erholungseinrichtungen/

Arbeiter-Samariter-Bundes Deutschland e. V.: https://www.asb.de/unsere-angebote/kinder-und-jugendhilfe/mutter-kind-kur

Deutscher Caritasverband e. V.: https://www.caritas.de/hilfeundberatung/onlineberatung/kurberatung

Kurberatung für Mutter/Vater-Kind-Kuren: https://www.kurhilfe.de/

Deutsche Arbeitskreis für Familienhilfe e. V.: http://www.ak-familienhilfe.de/index.php?id=190

Diakonie Deutschland

Evangelisches Werk für Diakonie und Entwicklung e. V.: https://hilfe.diakonie.de/hilfe-vor-ort/mutter-vater-kind-kur/bundesweit/?text=&ersteller=&ansicht=karte

AOK-Bundesverband GbR: https://www.aok.de/pk/uni/inhalt/mutter-kind-kur-und-vater-kind-kur/

Literaturverzeichnis

Brisch Karl Heinz (2011). *Bindungsstörungen: Von der Bindungstheorie zur Therapie*, Klett-Cotta Verlag, 11. Auflage, Stuttgart

Imlau Nora & Renz-Polster Herbert (2019). *Schlaf gut, Baby! Der sanfte Weg zu ruhigen Nächten*, Gräfe und Unzer Verlag, 7. Auflage, München

Karp Harvey (2003). *Das glücklichste Baby der Welt: So beruhigt sich Ihr schreiendes Kind – so schläft es besser*. Wilhelm Goldmann Verlag, München

Kast-Zahn Annette, Morgenroth Hartmut (2013). *Jedes Kind kann schlafen lernen*, Gräfe und Unzer Verlag, aktualisierte Neuausgabe, München

Pantley Elizabeth (2009): *Schlafen statt Schreien: Das liebevolle Einschlafbuch*, TRIAS Verlag, Stuttgart

Plooij Frans X., Plas-Plooij Xaviera, van de Rijt Hetty & (2019). *Oje, ich wachse! Von den 10 »Sprüngen« in der mentalen Entwicklung Ihres Kindes während der ersten 20 Monate und wie Sie damit umgehen können*, Wilhelm Goldmann Verlag, 2. Auflage, München

Rankl Christine (2008). *So beruhige ich mein Baby – Tipps aus der Schreiambulanz*, Patmos Verlag, 3. Auflage, Düsseldorf

Renz-Polster Herbert, Menche Nicole, Schäffler Arne (2015): *Gesundheit für Kinder*, Kösel-Verlag, 8. Auflage, München

Sunderland Margot (2010): *Die neue Elternschule: Kinder richtig verstehen und liebevoll erziehen*, Dorling Kindersley, 2. Auflage, München

Online-Quellenverzeichnis

Barbara (2020): Hilfe! Mein Baby hat Fieber, online verfügbar unter https://babysicherheit24.de/fieber-baby-kleinkind-und-kinder/, zuletzt aktualisiert am 25. 03. 2020, zuletzt geprüft am 02. 07. 2020

Bauer Zsuzsa (2019): Laktoseintoleranz beim Baby? Stillen bleibt die beste Option, herausgegeben von Still-Lexikon – Infoportal rund ums Stillen, online verfügbar unter https://www.still-lexikon.de/laktoseintoleranz-beim-baby-stillen-bleibt-die-beste-option/, zuletzt aktualisiert im August 2019, zuletzt geprüft am 27. 03. 2020

Bauer Zsuzsa (2019): Laktoseintoleranz beim Baby? Stillen bleibt die beste Option, herausgegeben von Still-Lexikon – Infoportal rund ums Stillen, online verfügbar unter https://www.still-lexikon.de/ein-schlaefriges-baby-zum-stillen-wecken/, zuletzt aktualisiert im Dezember 2019, zuletzt geprüft am 30. 03. 2020

Beckh Kathrin (2019): Schlaf aus bindungstheoretischer Sicht, herausgegeben von Online-Familienhandbuch, online verfügbar unter https://www.familienhandbuch.de/babys-kinder/entwicklung/saeugling/schlafen/Schlafbindungstheoretischersicht.php, zuletzt geprüft am 27. 03. 2020

Biedermann Heiner (2018): Kopfgelenk-induzierte SymmetrieStörung beim Neugeborenen, herausgegeben von EWMM – European Workgroup for Manual Medicine, online verfügbar unter https://www.manmed.org/seiten/themen/manual/kinder/kiss-syndrom/kisskinder.html, zuletzt geprüft am 27. 03. 2020

Chiropraktor-Haus Hamburg (2020): Chiropraktik für Babys: Chiropraktische Behandlung von Gelenkblockaden bei Babys, herausgegeben von Chiropraktor-Haus, online verfügbar unter https://chiropraktor-haus.de/schmerzen/gelenkblockaden-bei-babys/, zuletzt geprüft am 30. 03. 2020

Esser Jacqueline (2013): Die acht Wachstumsschübe bei Babys: jeder Schritt eine neue Fähigkeit, herausgegeben von 1-2-FAMILY Magazin, online verfügbar unter https://www.1-2-family.de/entwicklung/wachstumsschuebe/, zuletzt aktualisiert am 17.08.2013, zuletzt geprüft am 27.03.2020

Esser Jacqueline (2014): Das Vorsingen fördert die Entwicklung von Babys, herausgegeben von 1-2-FAMILY Magazin, online verfügbar unter https://www.1-2-family.de/entwicklung/wachstumsschuebe/, zuletzt aktualisiert am 03.04.2014, zuletzt geprüft am 30.03.2020

Ghelfi Daniela (2000): Schlafapnoen bei Kindern, herausgegeben von Therapeutische Umschau – Verlag Hans Huber, online verfügbar unter https://www.kispi.uzh.ch/de/zuweiser/fachbereiche/schlafzentrum/Documents/Schlafapnoen.pdf, veröffentlicht in Band 57, Heft 7, 2000, zuletzt geprüft am 30.03.2020

Girod Ellen (2018): Einschlafbegleitung: Fünf Tipps und ein Spickzettel für müde Väter, herausgegeben von Chez Mama Poule, online verfügbar unter https://chezmamapoule.com/einschlafbegleitung-fuenf-tipps-von-vaetern/, zuletzt aktualisiert am 24.05.2018, zuletzt geprüft am 30.03.2020

Höhne Sebastian (2015): Behaviorismus, herausgegeben von lernspychologie.net, online verfügbar unter http://www.lernpsychologie.net/lerntheorien/behaviorismus, zuletzt geprüft am 27.03.2020

http://psych.colorado.edu/ (2019): Temperament & Personality, herausgegeben von Department of Psychology and Neuroscience at the University of Colorado Boulder, online verfügbar unter http://psych.colorado.edu/~colunga/P4684/temperament.pdf, zuletzt geprüft am 27.03.2020

Kratzer Anne (2019): Erziehung für den Führer, herausgegeben von Spektrum der Wissenschaft Verlagsgesellschaft mbH, online verfügbar unter https://www.spektrum.de/news/paedagogik-die-folgen-der-ns-erziehung/1555862, zuletzt aktualisiert am 17.01.2019, zuletzt geprüft am 27.03.2020

König Sabine (2020): Tagesablaufprotokoll, herausgegeben von Sabine König, online verfügbar unter https://www.koenig-s-kinder.de/download/Tagesablauf.pdf, zuletzt geprüft am 30. 03. 2020

Lind Georg (2005): Behavioristische Theorien des Lernens und der Lern-Motivation, herausgegeben von Universität Konstanz, online verfügbar unter https://www.uni-konstanz.de/ag-moral/lernen/01_lernen/lerntheorien_behaviorismus.htm, zuletzt aktualisiert am 23. 04. 2005, zuletzt geprüft am 27. 03. 2020

Marx George, Müller Pascal (2005): Die gastrooesophageale Refluxkrankheit

im Säuglings- und Kindesalter, herausgegeben von Swiss Society of Paediatrics, online verfügbar unter https://www.swiss-paediatrics.org/sites/default/files/paediatrica/vol16/n2/pdf/12-17.pdf, St. Gallen, zuletzt geprüft am 27. 03. 2020

o. V. (2015): Babys: Singen ist besser als reden, herausgegeben von MMCD NEW MEDIA GmbH, online verfügbar unter https://www.scinexx.de/news/biowissen/babys-singen-ist-besser-als-reden/, zuletzt aktualisiert am 02. 11. 2015, zuletzt geprüft am 30. 03. 2020

o. V. (2009): Wie Säuglinge Farben sehen, herausgegeben von Berliner Morgenpost, online verfügbar unter https://www.morgenpost.de/familie/article104111078/Wie-Saeuglinge-Farben-sehen.html, zuletzt aktualisiert am 06. 05. 2009, zuletzt geprüft am 27. 03. 2020

Raumüller Jutta (2014): Abschlussarbeit zum Thema Pucken, herausgegeben von Landeskrankenanstalten-Betriebsgesellschaft – KABEG, online verfügbar unter http://www.kabeg.at/fileadmin/user_upload/kabegmanagement/Bildungszentrum/Abschlussarbeiten/Sonderausbildung_Pflege_Nierenersatzth/Reumueller_Jutta_red.pdf, zuletzt geprüft am 27. 03. 2020

Richtig essen von Anfang an (2013): Empfehlung zum Kuhmilchkonsum im 1. Lebensjahr, herausgegeben von AGES, BMG &

HVB, online verfügbar unter https://www.richtigessenvon anfangan.at/download/0/0/2da4f18cac5c34b76474ca05f6de034 f4c033665/fileadmin/Redakteure_REVAN/user_upload/ Langversion_Kuhmilchempfehlung_final.pdf, zuletzt geprüft am 27.03.2020

Seide Katja »Snowqueen« (2015): Wenn Kinder ohne Kneifen, Knibbeln oder Tragen nicht einschlafen, herausgegeben von Das gewünschteste Wunschkind, online verfügbar unter https:// www.gewuenschtestes-wunschkind.de/2015/04/mein-kind-beisst -kneift-oder-knibbelt-beim-einschlafen-oder-schlaeft-ohne -tragen-nicht-ein.html, zuletzt geprüft am 30.03.2020

Sobeck Beatrice (2019): Haushaltshilfe: Wann zahlt die Kasse?, herausgegeben von Wort & Bild Verlag, online verfügbar unter https://www.baby-und-familie.de/Familie/Haushaltshilfe-Wann -zahlt-die-Kasse-527681.html, zuletzt aktualisiert am 22.11.2019, zuletzt geprüft am 30.03.2020

Von Bracht Till (2020): Babypflege, herausgegeben von Gesundheitsportal Onmeda, online verfügbar unter https://www.onmeda. de/baby/babypflege.html, zuletzt aktualisiert am 01.01.2020, zuletzt geprüft am 30.03.2020

www.bmel.de (2019): Stillen – Die beste Ernährung in den ersten Lebensmonaten, herausgegeben vom Bundesministerium für Ernährung und Landwirtschaft (BMEL), online verfügbar unter https://www.bmel.de/DE/Ernaehrung/GesundeErnaehrung/ SchwangerschaftBaby/_Texte/Stillen.html, zuletzt aktualisiert am 02.09.2019, zuletzt geprüft am 30.03.2020

www.kinderorthopaedie.berlin (2020): Säuglingsschiefhals / KISS-Syndrom, herausgegeben von Uta Janenz und Tania Hayn, online verfügbar unter https://kinderorthopaedie.berlin/saeuglings schiefhals-kiss-syndrom/, zuletzt geprüft am 27.03.2020

www.ovuline.com (2019): Baby's personality: Chess and Thomas' baby temperaments, herausgegeben von Ovia Health Inc., online verfügbar unter https://www.ovuline.com/guide/14076/baby -temperaments, zuletzt geprüft am 27.03.2020

www.swissmom.ch (2019): Das Sehen, herausgegeben von CH Regionalmedien AG, online verfügbar unter https://www.swissmom.ch/baby/medizinisches/das-neugeborene/medbabysinne/das-sehen/, zuletzt aktualisiert am 04. 11. 2019, zuletzt geprüft am 27. 03. 2020

Disclaimer

Alle Angaben in diesem Werk wurden mit größtmöglicher Sorgfalt zusammengestellt, erfolgen jedoch ohne Gewähr für die Richtigkeit, Vollständigkeit und Anwendbarkeit. Eine Haftung des Verlags und der Autoren dafür ist, soweit rechtlich zulässig, ausgeschlossen. Dieser Ratgeber ersetzt keinesfalls eine fachliche Begutachtung und Beratung durch einen Arzt/eine Ärztin.

Printed in Germany
by Amazon Distribution
GmbH, Leipzig

21076123R00095